2012年卫生公益性行业科研专项（编号201202010）
——学生重大疾病防控技术和相关标准研制及应用

怎样才能不肥胖

——快乐运动，健康饮食

北京大学儿童青少年卫生研究所

主　　编：王海俊　马　军
副 主 编：李榴柏　陈天娇

编写人员：（以姓氏笔画为序）
马　军　马迎华　王　烁　王海俊　李晓卉
李榴柏　吴丽晶　邹志勇　宋　逸　张子龙
陈天娇　林深婷　胡佩瑾

北京大学医学出版社

ZENYANG CAINENG BUFEIPANG—KUAILE YUNDONG,JIAN KANG YINSHI

图书在版编目（CIP）数据

怎样才能不肥胖：快乐运动，健康饮食 / 王海俊，马军主编.——北京：北京大学医学出版社，2013.3

ISBN 978-7-5659-0543-8

Ⅰ.①怎… Ⅱ.①王… ②马… Ⅲ.①小儿疾病—肥胖病—防治 Ⅳ.①R723.14

中国版本图书馆CIP数据核字（2013）第047069号

怎样才能不肥胖——快乐运动，健康饮食

主　　编：王海俊　马　军

出版发行：北京大学医学出版社（电话：010-82802230）

地　　址：（100191）北京市海淀区学院路38号　北京大学医学部院内

网　　址：http://www.pumpress.com.cn

E- mail: booksale@bjmu,edu,cn

印　　刷：北京画中画印刷有限公司

经　　销：新华书店

责任编辑：董采萱　　**责任校对**：金彤文　　**责任印制**：张京生

开　　本：889 mm ×1194 mm　1/24　**印张**：3　**字数**：50千字

版　　次：2013年3月第1版　2013年3月第1次印刷

书　　号：ISBN 978-7-5659-0543-8

定　　价：20.00元

前言

随着社会经济的快速发展，我国学生肥胖率以惊人的速度增长。2010年全国学生体质与健康调研结果显示，7～22岁城市男生超重和肥胖率为28.1%，城市女生超重和肥胖率为15.6%，大约每4个男生中就有1个是超重或肥胖，每8个女生中就有1个是超重或肥胖。另外，农村儿童青少年超重和肥胖比例增长明显加快，东部及沿海农村地区年增长率已经超过当地城市地区。儿童青少年肥胖不仅对健康造成严重危害，对许多器官的功能、身体运动能力及学习能力造成一定的影响，更严重的是导致高血压、糖尿病、冠心病、脑卒中等慢性非传染性疾病发生危险性增加、时间提前、病程加快。

然而，许多学生不了解肥胖相关知识，不清楚怎么预防超重或肥胖，已经超重或肥胖的学生不知道怎么减轻体重或控制体重的过度增长。本书作为2012年卫生公益性行业科研专项“学生重大疾病防控技术和相关标准研制及应用（编号201202010）”实施手段的一部分，由北京大学儿童青少年卫生研究所结合国内外研究成果，专门为学生们编写。内容包括“什么是肥胖”、“肥胖有害吗”、“快乐运动”、“健康饮食”和“贵在坚持”五个部分，目的是用通俗易懂的文字、形象的卡通图片，准确、简要地呈现预防超重和肥胖相关知识要点。另外，为了便于理解记忆，利用拳头或手掌的大小衡量一些饮食方面的要求，通过书本附带的“体重控制目标”、“一周行为日记”和“中国中小学生营养状况评价盘”，帮助学生将所学知识转化为行动，促进健康相关行为习惯的培养。

学校卫生工作者可以用这本书开展健康教育，学生也可以回家自学。我们衷心希望这本书能在预防与控制儿童青少年肥胖方面发挥作用，也期待广大读者提出改进的意见和建议。

编者

2012年12月

目录

豆豆和帅帅的故事……

豆豆和帅帅是非常要好的朋友。

帅帅是班里的体育明星，踢足球、打篮球的时候又有劲又灵巧，跑步、跳远、跳高样样都很棒。

豆豆却有一点胖，踢足球的时候跑不动，打篮球总是很吃力。有时豆豆也会觉得有点困扰，他时常会想，到底怎样才能不肥胖呢？

下面，健康教育课老师要带着豆豆、帅帅一起，踏上“快乐运动、健康饮食”之旅！
快乐运动
健康饮食！

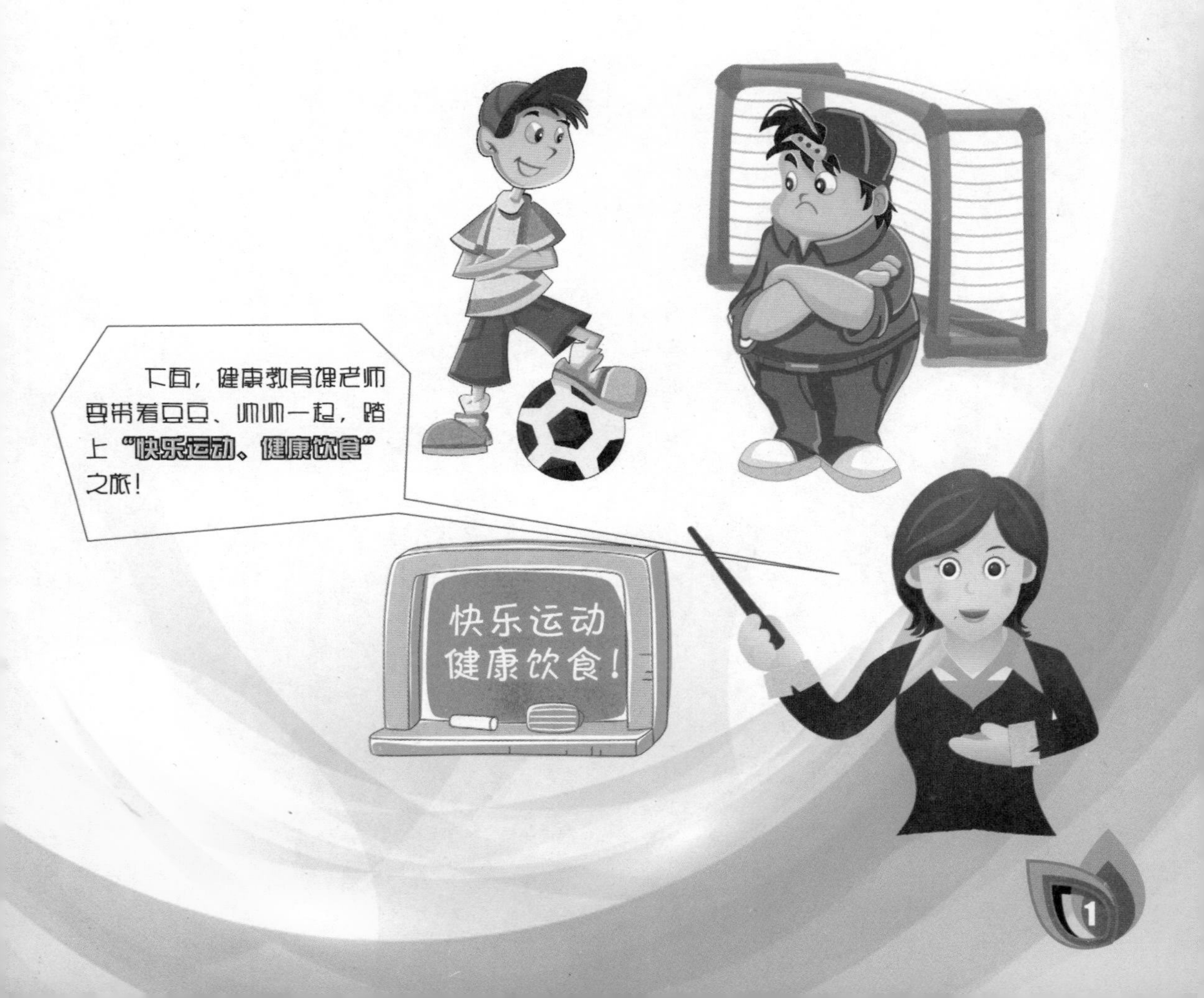

一、什么是肥胖？

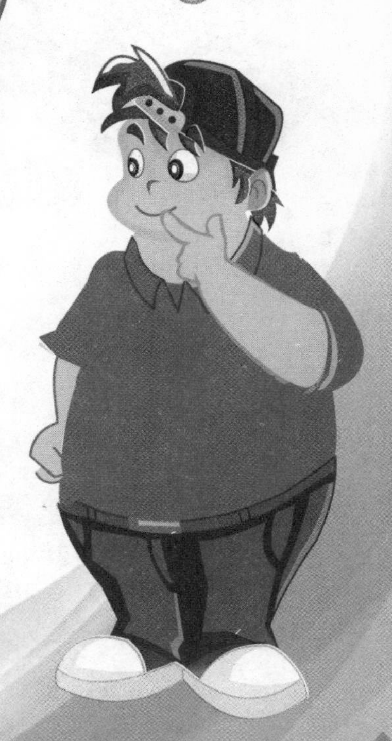

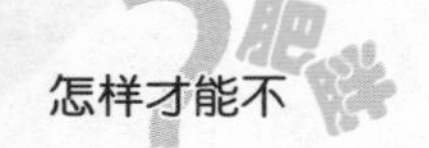

1. 为什么发生肥胖？

我们身体的胖瘦是因为体内存在一个能量天平。天平的一端是饮食，代表我们吃进去的能量；天平的另一端是运动，代表我们消耗掉的能量。

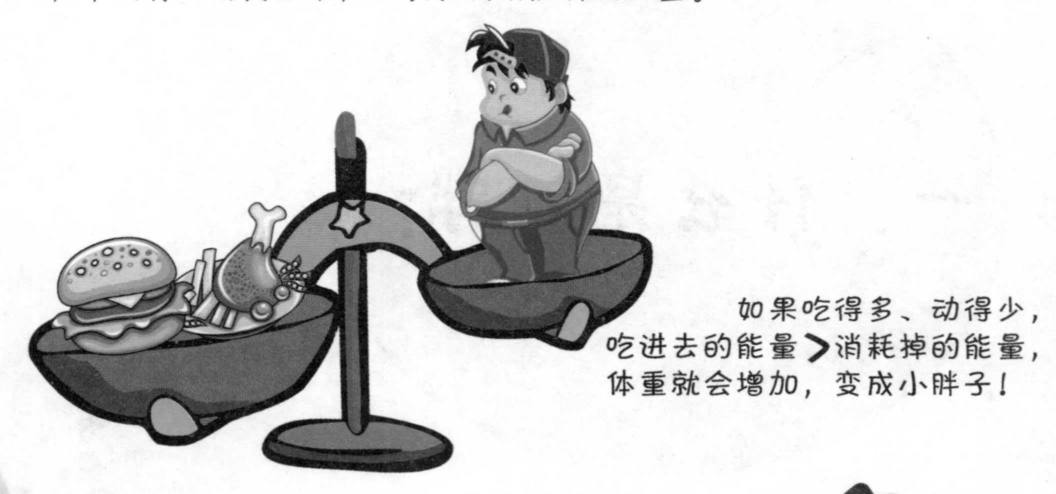

如果吃得多、动得少，
吃进去的能量>消耗掉的能量，
体重就会增加，变成小胖子！

如果管住嘴、迈开腿，
吃进去的能量<消耗掉的能量，
体重就会减轻，人会慢慢变瘦！

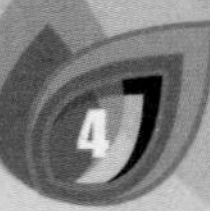

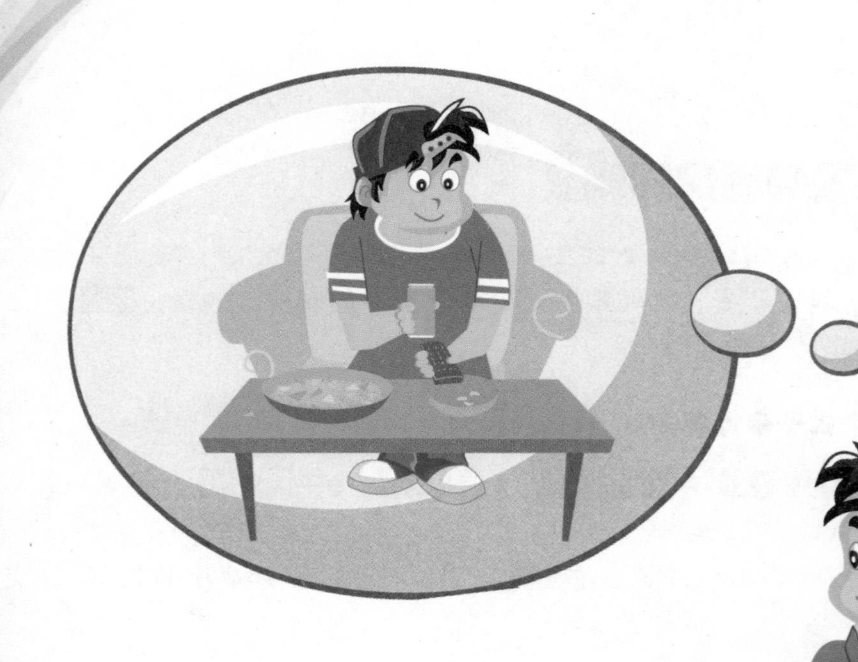

原来我是这样变胖的呀！

2、能用体重判断肥胖吗？

肥胖并不仅仅根据体重来判断哟！判断自己是不是肥胖，要把体重和身高放在一起来考虑。我们常用一个非常重要的指标，叫做“**体质指数**”，简称**BMI**。

我们用下面这个式子来计算BMI：

BMI（公斤/平方米）=体重(公斤)÷身高(米)÷身高(米)

需要注意的是：在这个式子当中，体重用公斤表示，比如60斤是30公斤；身高用米表示，比如120厘米是1.20米，平时所说的“一米二零”也是1.20米。

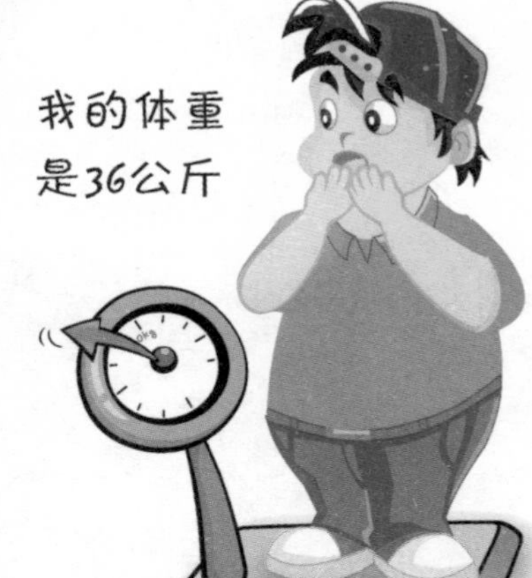

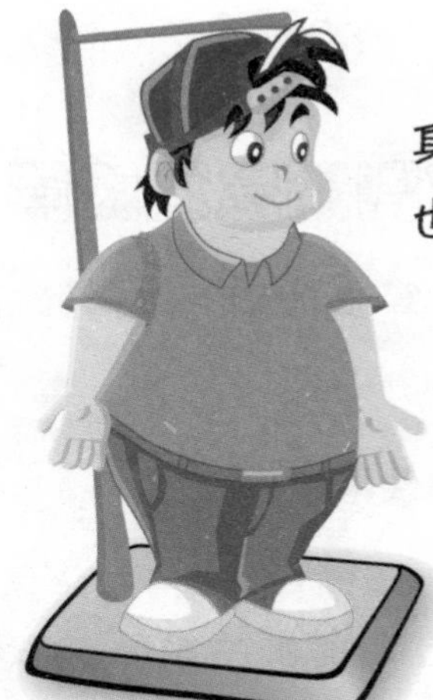

身高是130厘米，
也就是1.30米

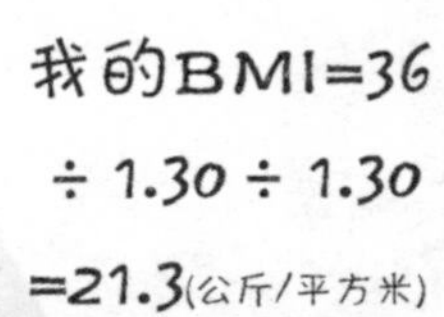

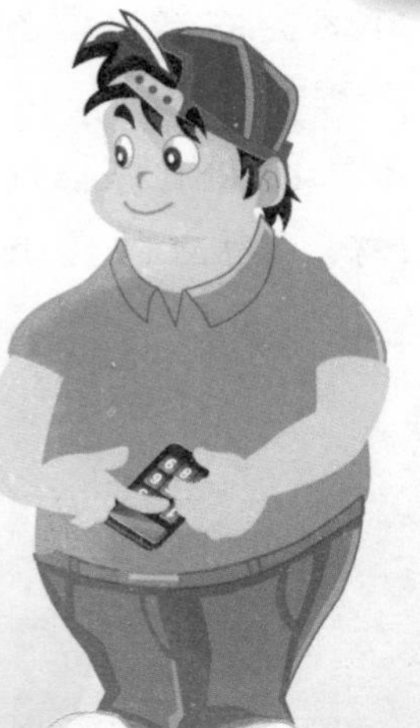

3、如何判断是否肥胖？

根据计算出的BMI，我们可以查阅下面的表1和表2来判断是否肥胖。

它们是这样使用的：

（1）男生使用表1，女生使用表2。

（2）在表的最左边一列找到自己的年龄。例如，“9～”表示实际年龄满9岁，不到10岁。年龄的右边就是这个年龄不同营养状况的BMI标准。

（3）将自己的BMI与表中的BMI标准比一比，你的BMI处于哪个位置，就从这个位置向上找，对应的最上面一行就是你现在的营养状况。

男生请看表1。

表1. 中国7～18岁男孩营养状况判定的BMI标准*

年龄（岁）	消瘦	正常	超重	肥胖
7～	<13.9	13.9～17.3	17.4～19.1	≥19.2
8～	<14.0	14.0～18.0	18.1～20.2	≥20.3
9～	<14.1	14.1～18.8	18.9～21.3	≥21.4
10～	<14.4	14.4～19.5	19.6～22.4	≥22.5
11～	<14.9	14.9～20.2	20.3～23.5	≥23.6
12～	<15.4	15.4～20.9	21.0～24.6	≥24.7
13～	<15.9	15.9～21.8	21.9～25.6	≥25.7
14～	<16.4	16.4～22.5	22.6～26.3	≥26.4
15～	<16.9	16.9～23.0	23.1～26.8	≥26.9
16～	<17.3	17.3～23.4	23.5～27.3	≥27.4
17～	<17.7	17.7～23.7	23.8～27.7	≥27.8
18～	<18.1	18.1～23.9	24.0～27.9	≥28.0

***上表信息出自：**

①中国肥胖问题工作组制定的《中国学龄儿童青少年超重、肥胖筛查体重指数值分类标准》〔中华流行病学杂志，2004，25（2）：97-101.〕；

②北京大学儿童青少年卫生研究所季成叶教授负责制定的卫生行业标准，即《学龄儿童青少年营养不良筛查标准》（审批中）。

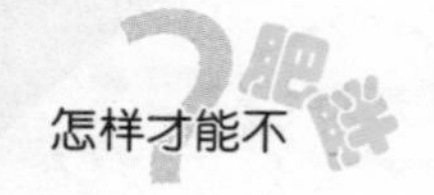

女生请看表2。

表2. 中国7～18岁女孩营养状况判定的BMI标准*

年龄(岁)	消瘦	正常	超重	肥胖
7～	<13.4	13.4～17.1	17.2～18.8	≥18.9
8～	<13.6	13.6～18.0	18.1～19.8	≥19.9
9～	<13.8	13.8～18.9	19.0～20.9	≥21.0
10～	<14.0	14.0～19.9	20.0～22.0	≥22.1
11～	<14.3	14.3～21.0	21.1～23.2	≥23.3
12～	<14.7	14.7～21.8	21.9～24.4	≥24.5
13～	<15.3	15.3～22.5	22.6～25.5	≥25.6
14～	<16.0	16.0～22.9	23.0～26.2	≥26.3
15～	<16.6	16.6～23.3	23.4～26.8	≥26.9
16～	<17.0	17.0～23.6	23.7～27.3	≥27.4
17～	<17.2	17.2～23.7	23.8～27.6	≥27.7
18～	<17.5	17.5～23.9	24.0～27.9	≥28.0

***上表信息出自：**

①中国肥胖问题工作组制定的《中国学龄儿童青少年超重、肥胖筛查体重指数值分类标准》〔中华流行病学杂志，2004，25（2）：97-101.〕；

②北京大学儿童青少年卫生研究所季成叶教授负责制定的卫生行业标准，即《学龄儿童青少年营养不良筛查标准》（审批中）。

中国7~18岁男孩营养状况判定的BMI标准

年龄(岁)	消瘦	正常	超重	肥胖
7~	<13.9	13.9~17.3	17.4~19.1	≥19.2
8~	<14.0	14.0~18.0	18.1~20.2	≥20.3
9~	<14.1	14.1~18.8	18.9~21.3	≥21.4
10~	<14.4	14.4~19.5	19.6~22.4	≥22.5
11~	<14.9	14.9~20.2	20.3~23.5	≥23.6
12~	<15.4	15.4~20.9	21.0~24.6	≥24.7
13~	<15.9	15.9~21.8	21.9~25.6	≥25.7
14~	<16.4	16.4~22.5	22.6~26.3	≥26.4
15~	<16.9	16.9~23.0	23.1~26.8	≥26.9
16~	<17.3	17.3~23.4	23.5~27.3	≥27.4
17~	<17.7	17.7~23.7	23.8~27.7	≥27.8
18~	<18.1	18.1~23.9	24.0~27.9	≥28.0

哎呀！

我真的是“肥胖”了！

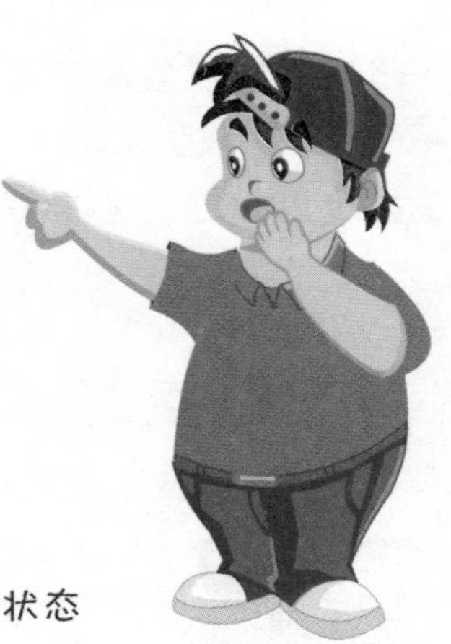

我应该查找男生用的表1

我今年8岁了，应该看8岁的这一行

我的BMI是21.3属于“≥20.3”的范围

这个位置对应的最上一行就是我的营养状态

除了用上面的表来判断是否肥胖，老师还告诉豆豆和帅帅，随这本书赠送了一个“中国中小学生营养状况评价盘”，按照评价盘上的使用说明，可以更快地判断自己是否肥胖。快来试试吧！

男生使用
消瘦
正常
超重
肥胖
10岁
年龄
B面：评价营养状况
转动上面的盘，找到自己的年龄，判断刚才计算的BMI数值位于哪个颜色范围内，所对应的就是你当前的营养状况。
你想知道自己的体重正常吗？来转转看吧！
中国中小学生营养状况评价盘
北京大学儿童青少年卫生研究所设计
女生使用

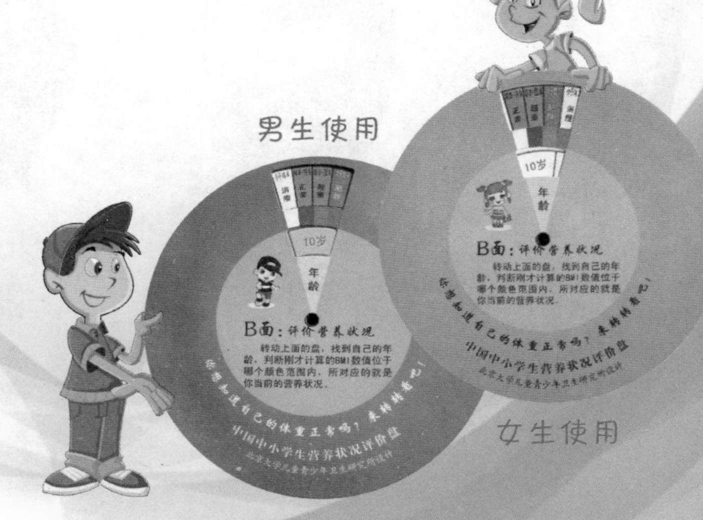

4. 什么是超重?

超重是指体重超过了正常水平但还没达到肥胖。超重也是一种不健康的状态，已经超重的同学也要开始注意控制体重过度增加了，不要变成肥胖呀！

超重是正常与肥胖的中间状态

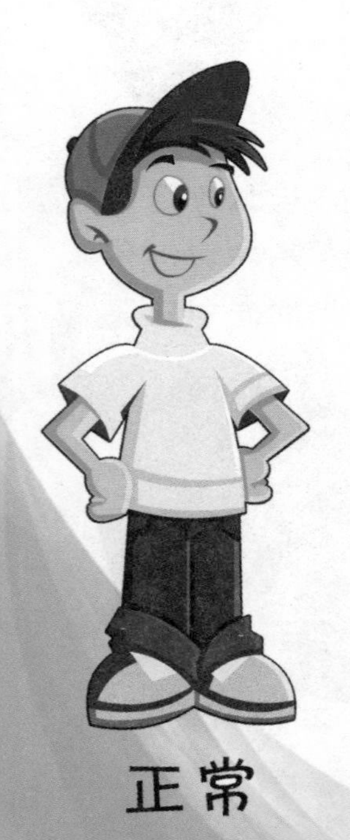

正常

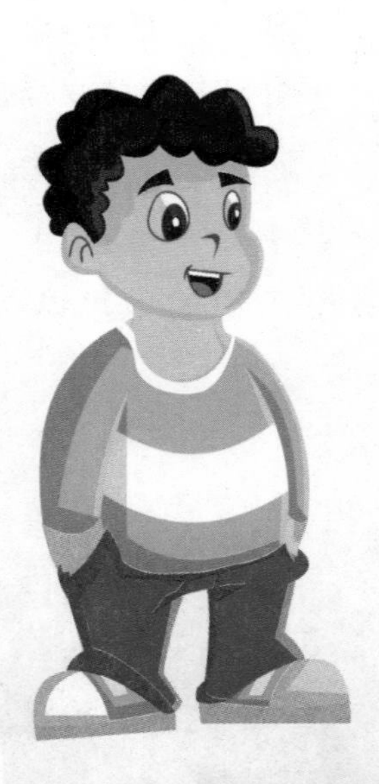

超重

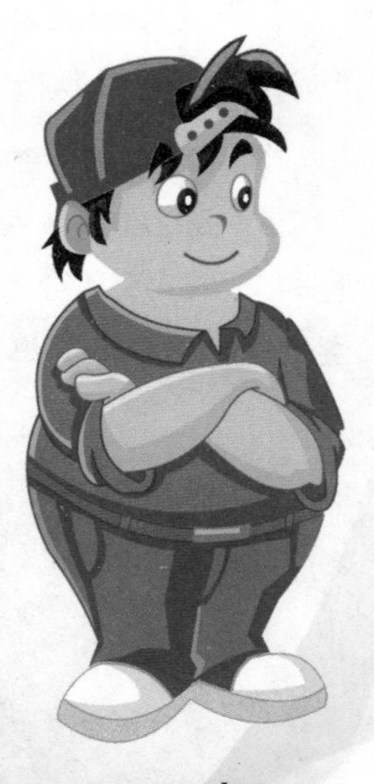

肥胖

体重正常或消瘦的同学也要注意，如果长期吃得多、动得少，也有可能变成超重或肥胖！

关于肥胖的知识
我现在虽然不肥胖，但也应该和豆豆一起继续学习关于肥胖的知识，避免发生肥胖！

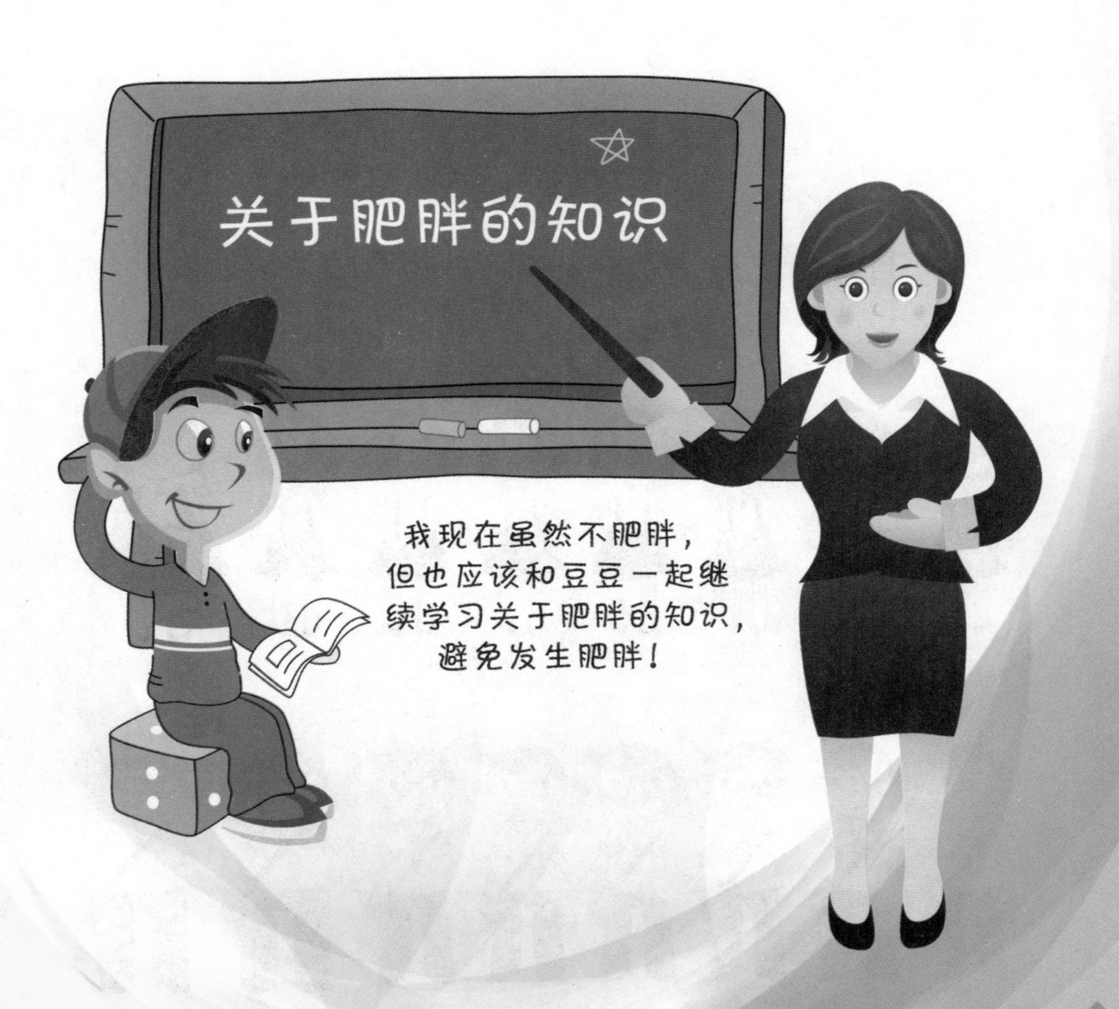

5、肥胖的学生多吗?

你知道吗，现在有许多小胖墩！调查告诉我们，我国城市里大约每4个男生中就有1个是超重或者肥胖，每8个女生中就有1个是超重或者肥胖。

8个男生、8个女生在一起
其中2个男生和1个女生肥胖

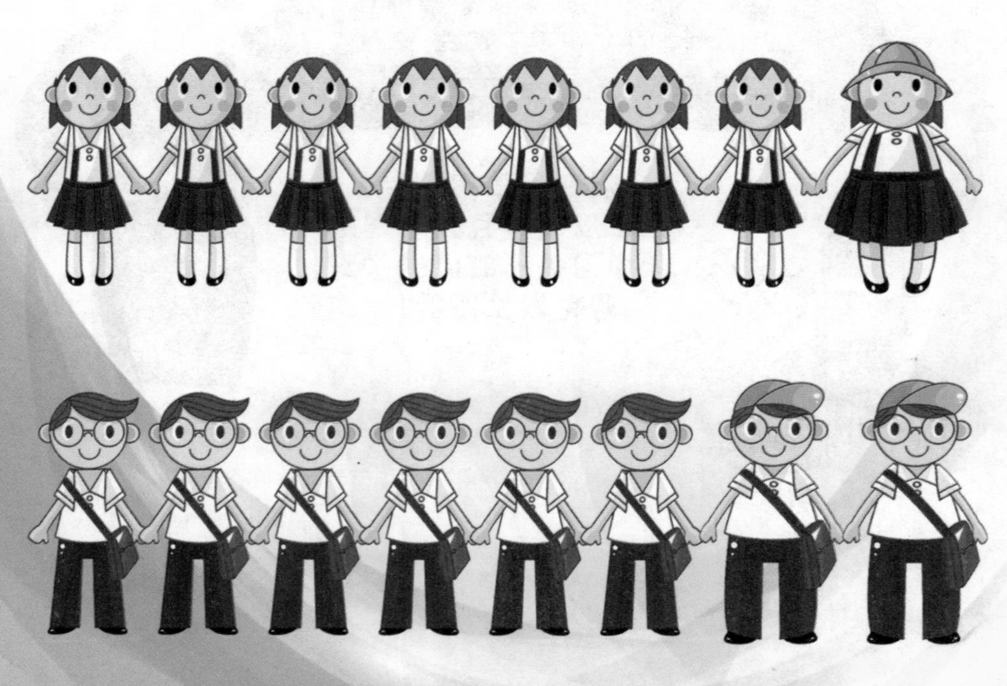

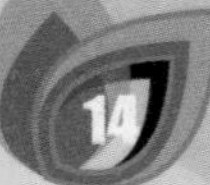

二、肥胖有害吗？

高血压
2型糖尿病
心脑血管疾病
高血脂
肿瘤
妇女排卵功能障碍
脂肪肝
睡眠呼吸暂停
骨关节病
胆石症
肥胖

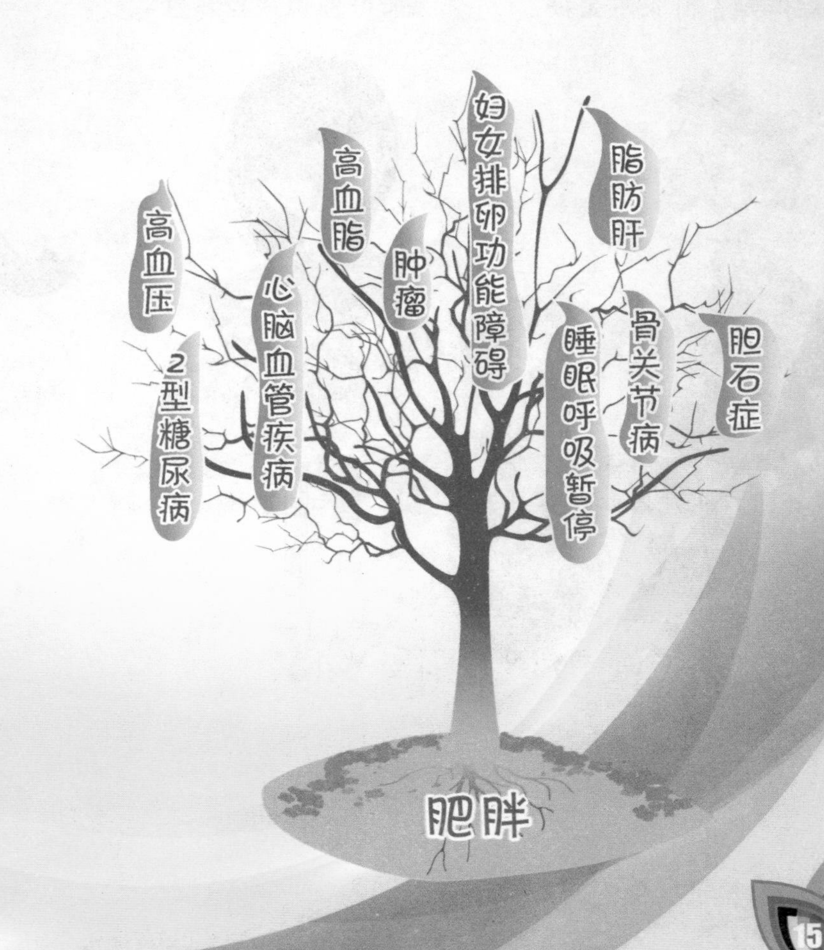

小时候胖也没有关系，
长大自然就不胖了。
胖就胖呗，胖又不是病。

肥胖就是吃得多呗，
那是身体好。
肥胖对健康没害处。

这些观念
都是错误的！

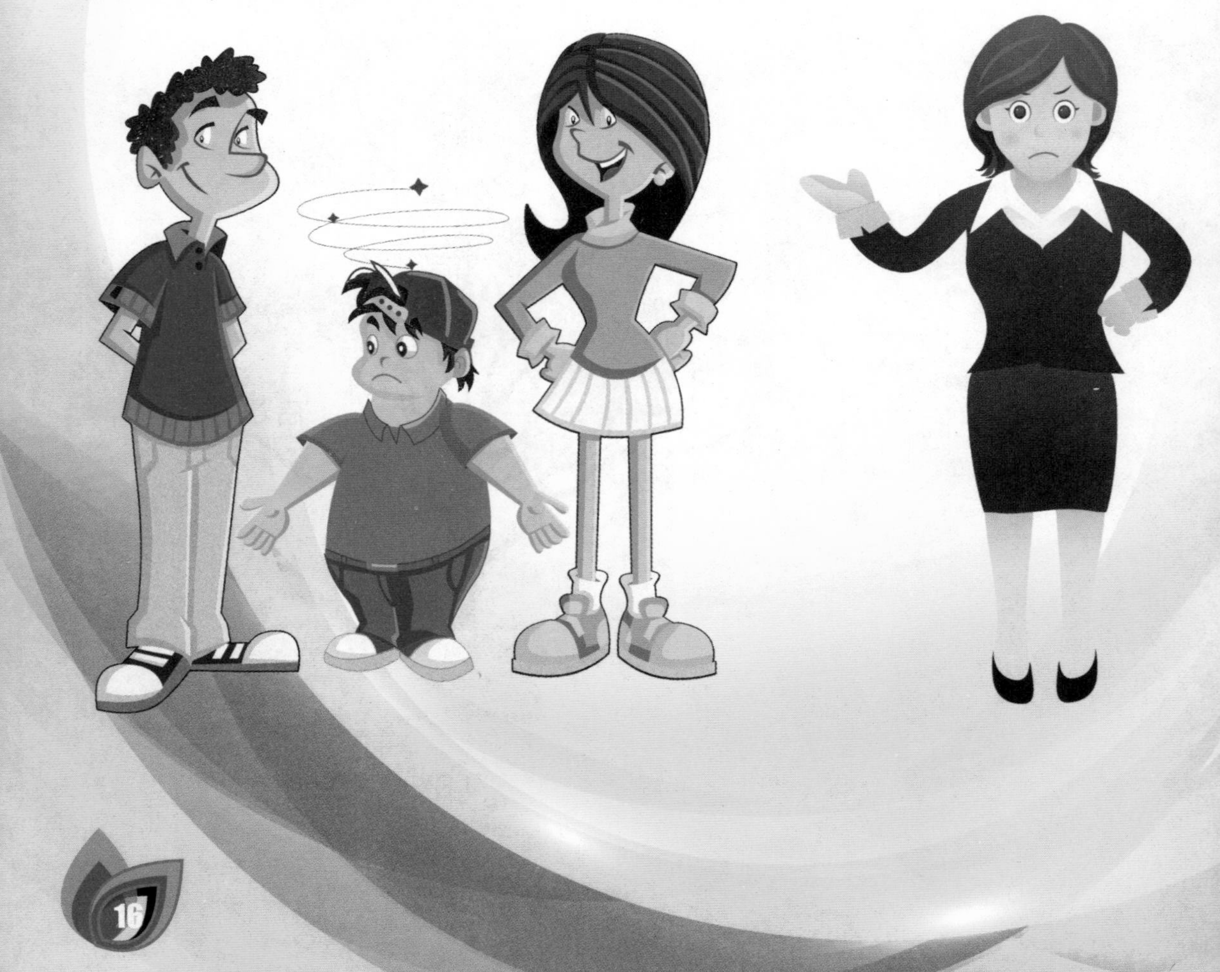

肥胖的坏处非常多，
对健康的危害很严重，
它与许多严重的疾病密不可分。

肥胖究竟有
哪些危害呢？

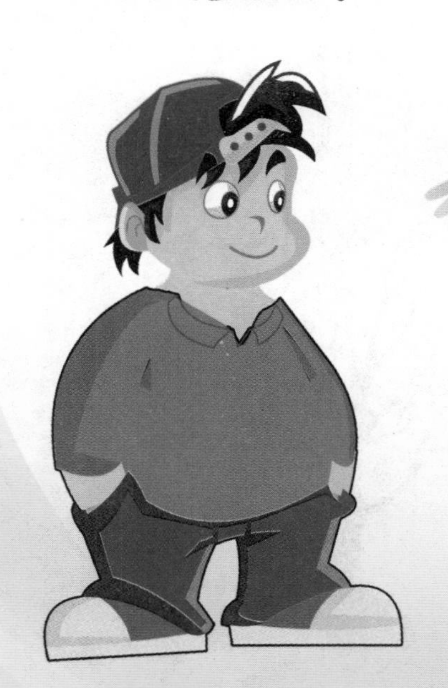
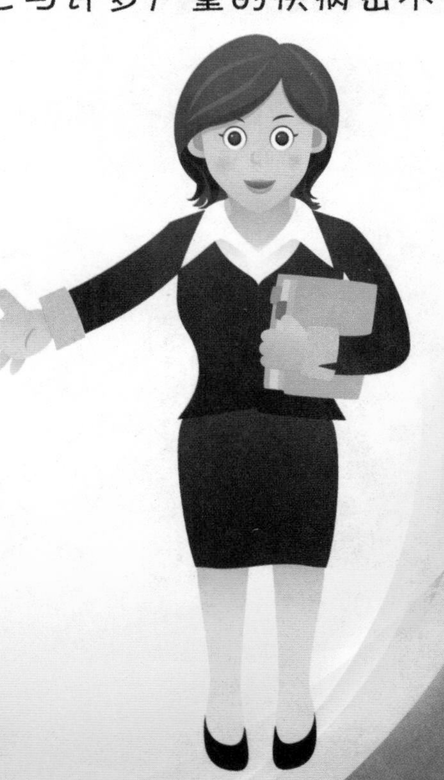

1. 现在小胖，以后大胖

儿童肥胖如果不进行预防和治疗，约60%的儿童成年后仍肥胖。现在的小胖们，为了将来不成为大胖，马上行动起来吧！

2. 与肥胖相关的疾病

更可怕的是，肥胖会导致相关疾病的危险性增加，是许多严重疾病的根源。你知道吗，肥胖是“人类健康的三大杀手”之一，它是许多严重疾病的“幕后真凶”！

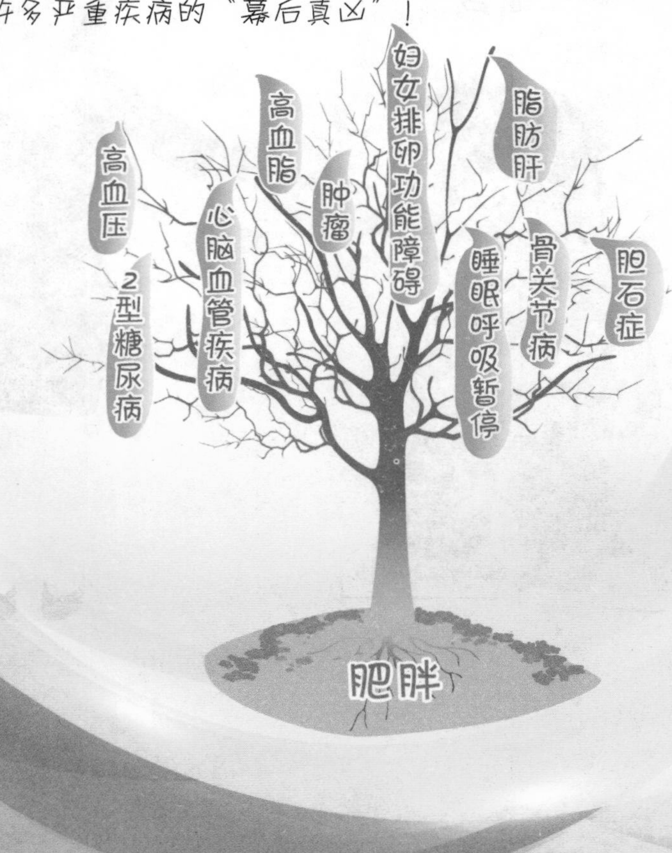

3、运动能力差，体质不如前

肥胖儿童身体臃肿、行动不便，身上很多器官的功能和运动能力明显低于正常体重儿童，所以在短跑时速度慢、长跑时没有耐力、跳远时没有爆发力，而且他们的体质水平也较差。除此之外，学习能力也会受到影响！

4、不胖更自信，更帅更漂亮

像豆豆这样的同学会被同学们起许多讨厌的小绰号，这些小绰号会让他（或她）变得不自信！如果努力告别肥胖，就会变得更健康、更自信，更帅、更漂亮！

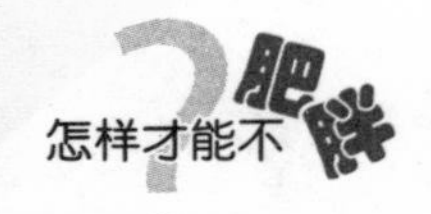

我已经知道肥胖的害处了，
那么为了预防和控制肥胖，我应该怎么做呢？

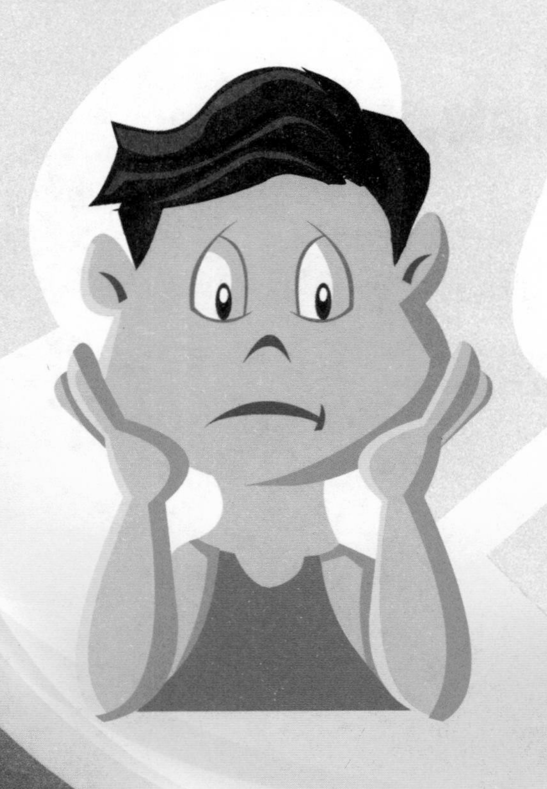

三、快乐运动！

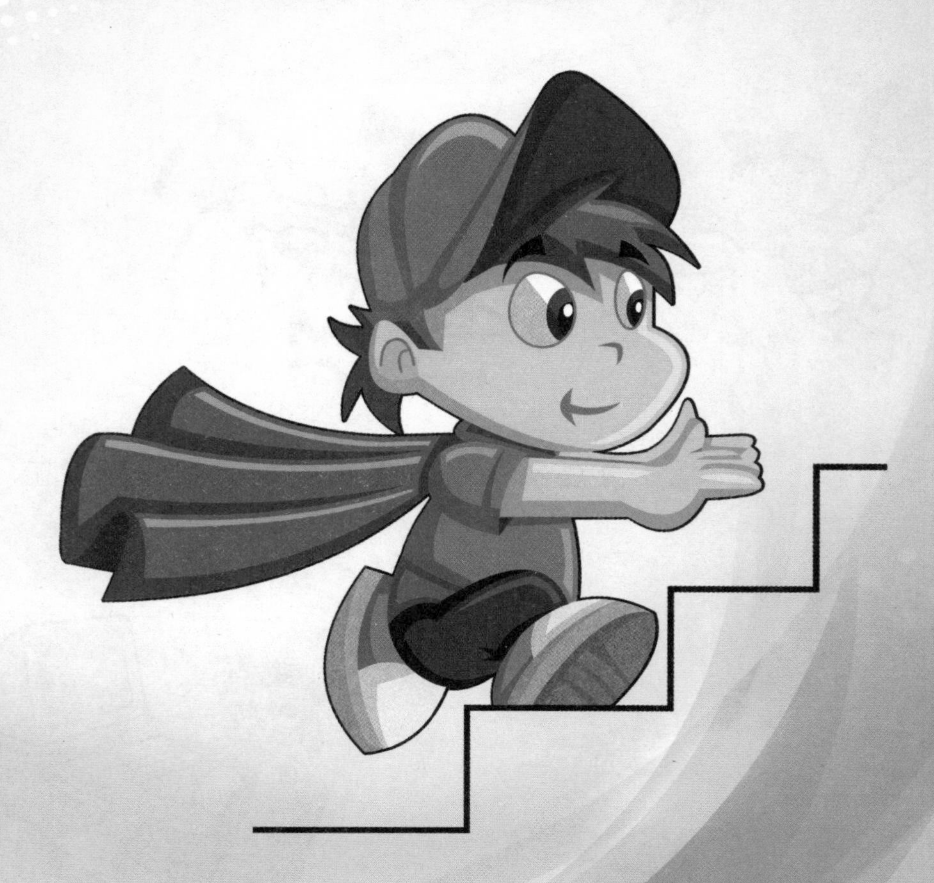

帅帅游泳、打篮球、爬山

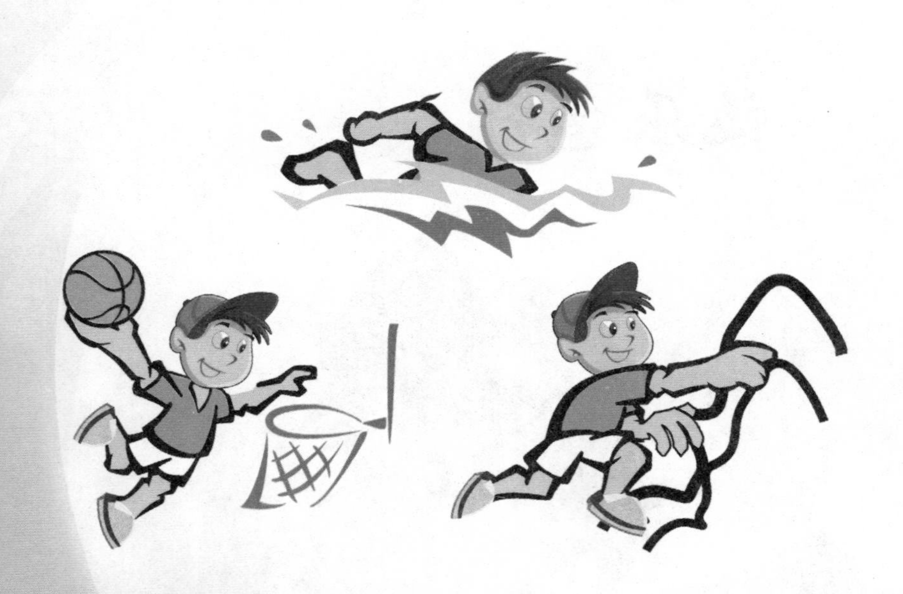

豆豆坐在沙发里看电视、坐着玩电脑

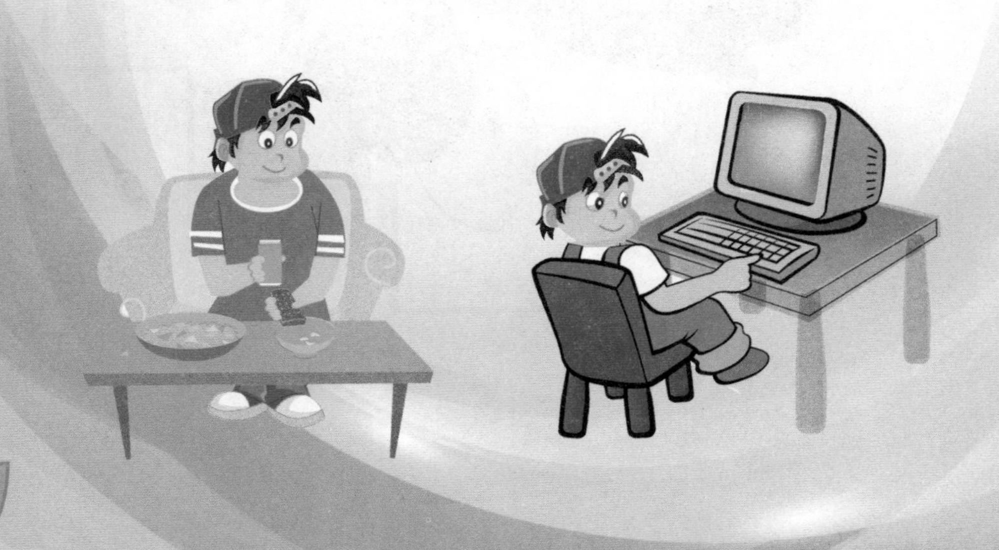

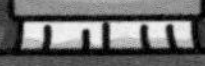

长时间静坐对身体健康很不利！

时间久了好多疾病都会找上门来！

1、运动对于健康很重要

（1）运动可以促进心脏和肺功能的发育，

增加肺活量，增强心脏的收缩力，提高同学们的耐力。

（2）运动可以促进骨骼和肌肉的发育，

使同学们长得更高，身体更强壮。

（3）我们的身体在运动时需要消耗能量，对于同一个人，他做的运动越多，或者运动的强度越大，消耗的能量也就越多。

因此，运动是控制体重、预防肥胖的重要方法。

运动的好处

★心肺有活力

★肌肉有力量

★体重会减轻

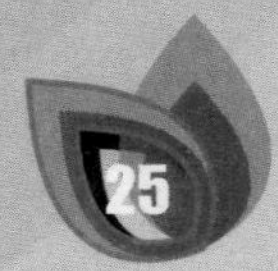

2、运动强度的评价

前面所说的运动强度可以分为轻度、中等强度和高等强度。

轻度运动是指那些大家在运动时身体感到舒服、不觉得累、呼吸顺畅的运动。

中等强度运动指的是那些让你少量出汗、略微气喘吁吁的运动，你自己感觉用力但不吃力，活动的同时可以随呼吸的节奏完整地说一句话，但不能唱歌。

如果活动时你已经大汗淋漓、很吃力的话，那就是高等强度运动了。

运动量

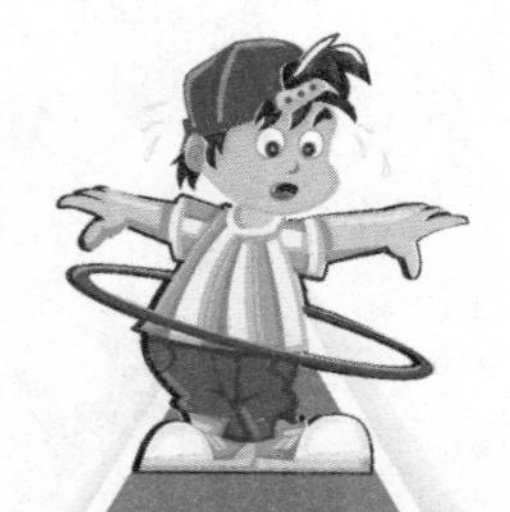

运动量	
高等强度	打篮球、踢足球、赛跑、跳绳、登山、打网球、搬运重11公斤以上的东西等
中等强度	中等速度跑步、跳舞、上下楼梯、投篮球、打乒乓球、游泳等
轻度	伸展运动；散步；一些家务活动，如浇花、擦桌子、扫地、喂小动物等

同学们一定要记住，我们每天应该进行**1个小时以上中等或高等强度运动**。同学们可以一次完成1个小时的运动，也可以分成几次进行，但是每次运动时间最好达到10分钟以上，累加起来的时间最少要达到1个小时。

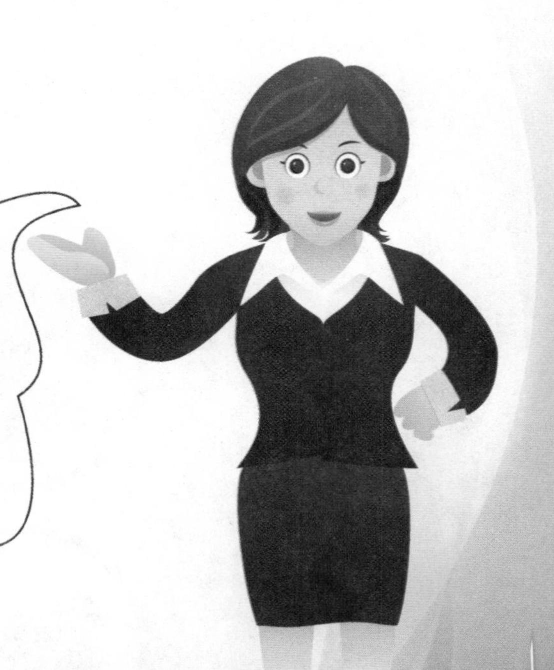

3、增加身体活动的三大要点

（1）减少静态活动时间

· 课间10分钟要离开座位去做游戏等身体活动。

· 课外时间做作业每40分钟要活动一次。

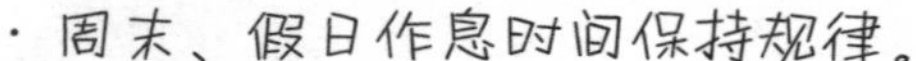

· 周末、假日作息时间保持规律。

减少静态活动
看电视、使用电脑、玩
电子游戏的时间
每天不超过2小时

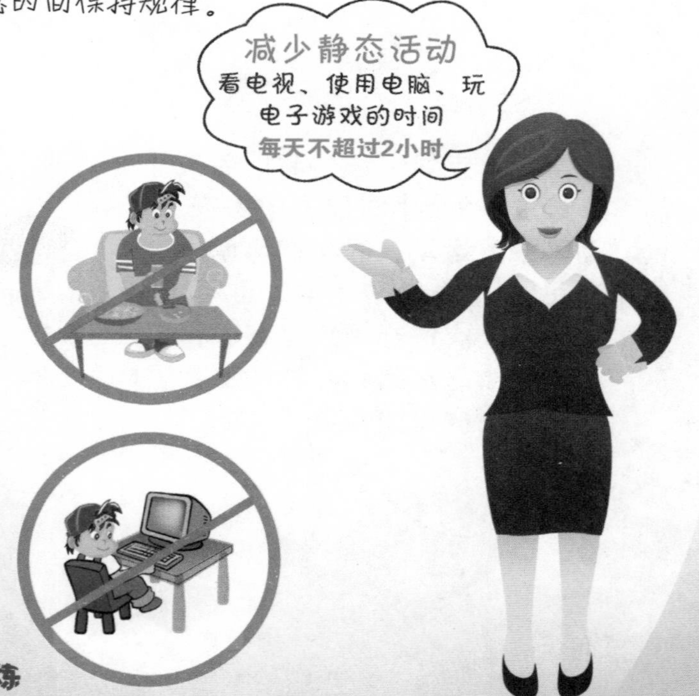

（2）积极参加体育锻炼

· 保证每天1个小时以上中等或高等强度运动。如果当天没有体育课，放学以后一定要将体育运动时间补上。

· 经常与小伙伴们爬山、打球、跑步、游泳等。

· 培养自己喜欢的1～2项体育爱好，可以在课余时间参加运动兴趣班，并坚持下去。

（3）尽量做其他身体活动

·每天尽量步行上下学，如果家离学校远而必须坐车，可以提前一站下车，尽可能多走。

·每天步行上下楼梯，不坐电梯。

·积极做一些力所能及的家务，如洗碗、擦桌子等。

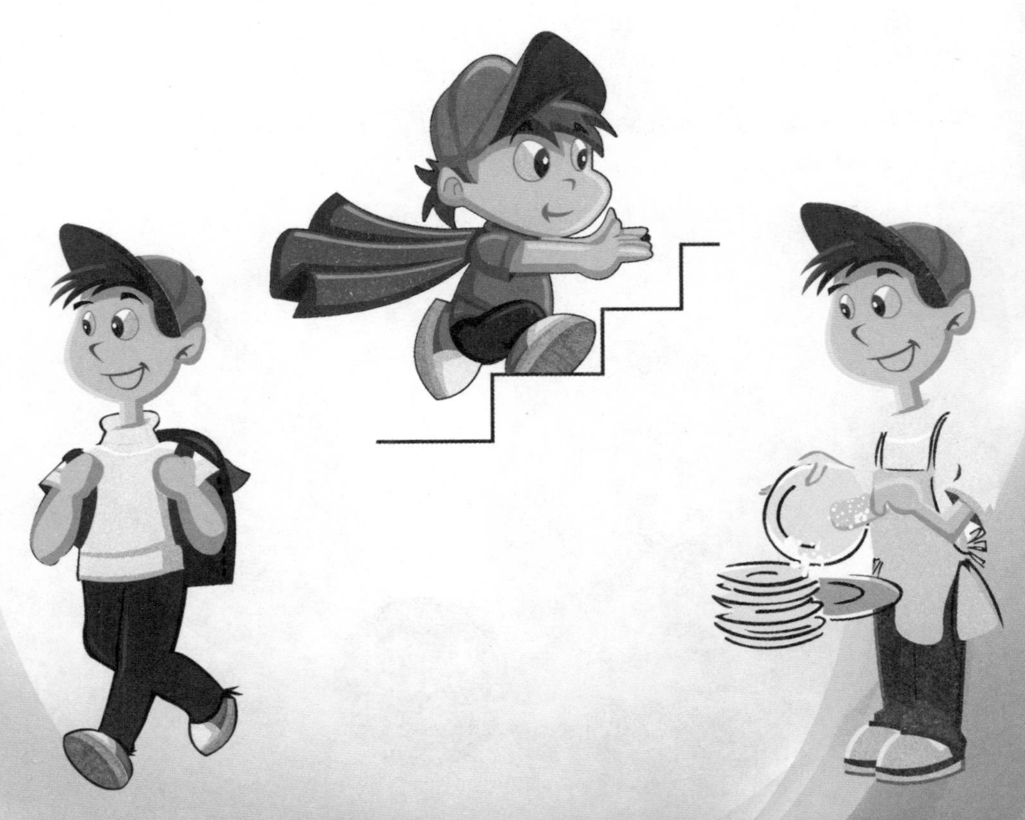

就像上面提到的，不只是体育锻炼，其他各种活动都有不少的能量消耗。所以，在生活中要多增加身体活动，能站就不要坐、能走就不要站、能跑就不要走，坚持锻炼，保持健康的身体！

4. 合适的运动方式

帅帅告诉豆豆，他每次运动就是采用下面这种运动方式的。同学们也可以以此作为参考哟！

（1）首先进行5～8分钟的准备活动，可以做伸展练习。

（2）在准备活动之后进行20～30分钟的慢跑或者做广播操。

（3）休息一会儿再进行20～30分钟自己喜欢的体育活动，比如跳绳、打篮球、游泳、踢足球等。男同学可以做俯卧撑，女同学可以做仰卧起坐。

（4）在运动完之后进行5～8分钟的整理活动，可以慢走或做伸展运动。

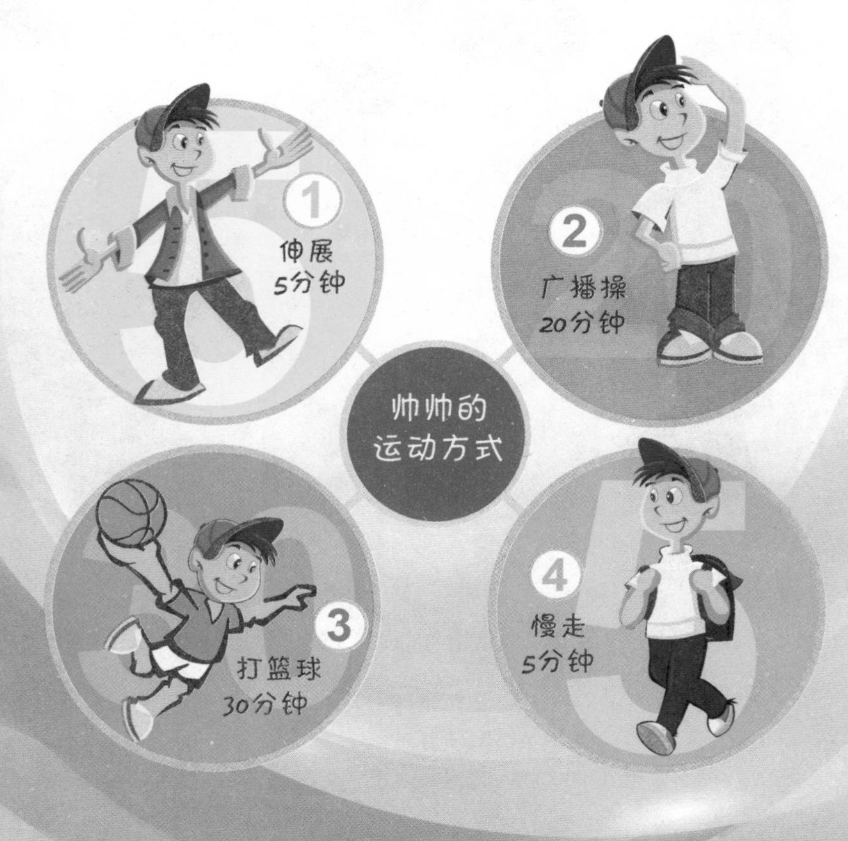

5. 运动小贴士

（1）运动前需要进行简单的准备活动，如简单的伸展活动，这样可以防止在运动中受伤。

（2）低年级的同学应该在有老师或者家长看护的情况下进行运动，有特殊疾病的同学应在医生的指导下进行运动。

（3）运动后要注意补充水分，但是不要喝含糖饮料（如汽水、果汁等），白开水是最好的选择。

四、健康饮食！

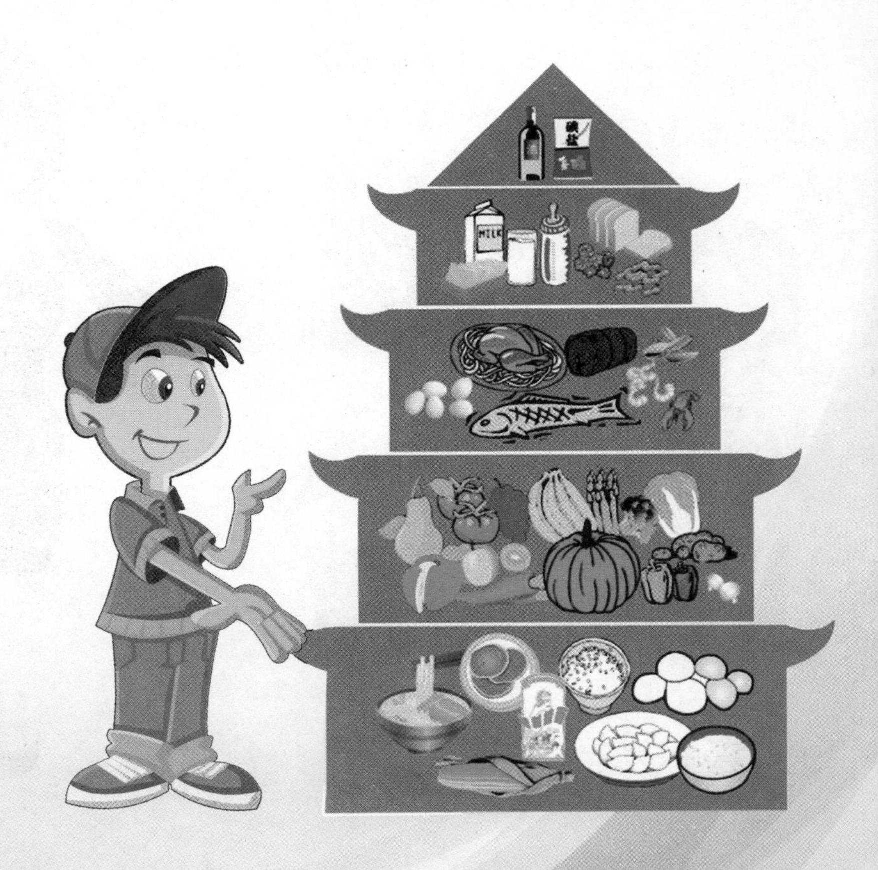

管住嘴巴，吃得健康才真正“吃得好”

吃得好=合理的饮食结构+健康的饮食行为

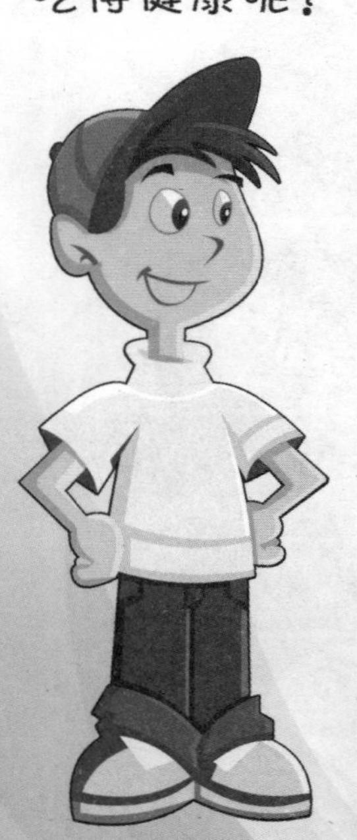

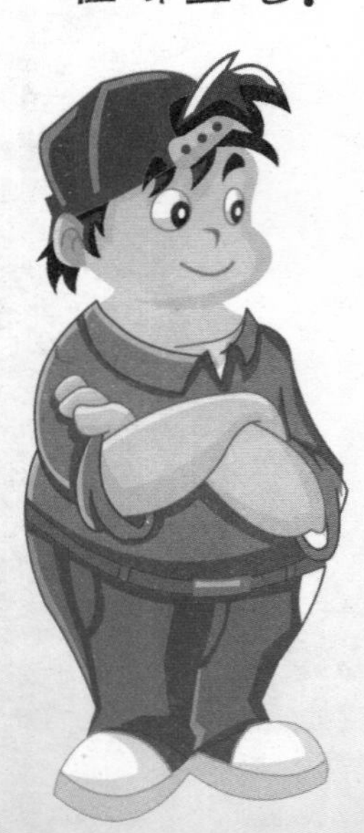

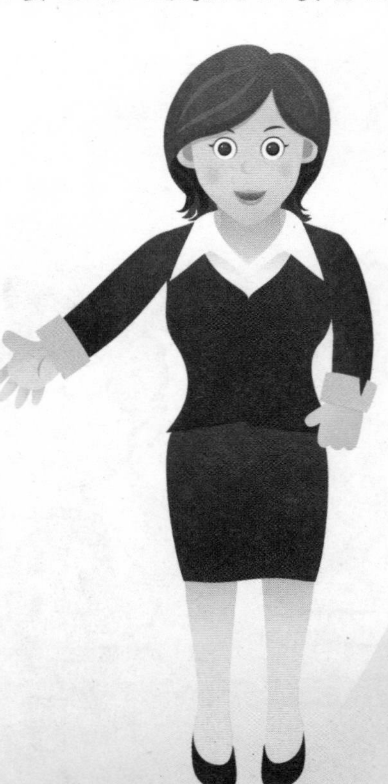

1、合理的饮食结构

世界上的食物五花八门，我们应该如何选择食物，才能为身体提供足够的能量和平衡的营养素呢？

根据《中国居民平衡膳食宝塔》，我们把食物分五类：

第一类——谷物和薯类

第二类——蔬菜和水果

第三类——动物性食物

第四类——奶类和豆类

第五类——纯能量食物

油 25~30克
盐 6克
奶类及奶制品 300克
大豆类及坚果 30~50克
畜禽肉类 50~75克
鱼虾类 50~100克
蛋类 25~50克
蔬菜类 300~500克
水果类 200~400克
谷类、薯类及杂豆
250~400克
水 1200毫升

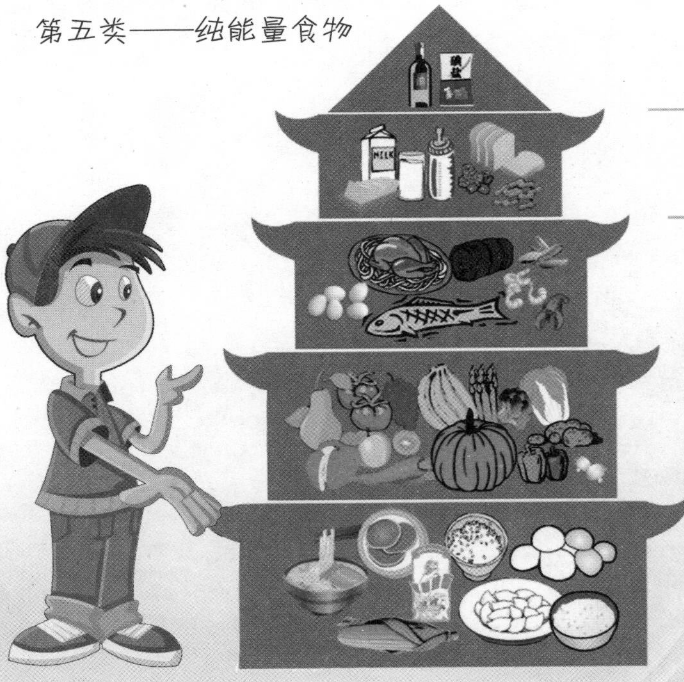

这个五层宝塔是用来指导健康饮食的非常好用的工具，快来学习每一层宝塔里都有哪些食物吧！

（1）谷物和薯类

谷物就是我们所说的“五谷杂粮”，常见的谷类食物包括米饭、面条、馒头、面包、各种杂粮等。薯类包括土豆、地瓜、木薯、芋头、山药等。谷物和薯类是我们日常饮食中很重要的一部分，它们提供糖类，是我们每日所需能量的主要来源。

杂粮就是我们平时所说的“粗粮”，它们更有利于避免肥胖和糖尿病。常见的粗粮包括小米、高粱、玉米、荞麦、燕麦、红小豆、绿豆、芸豆等。多吃粗粮能使身体更加健康，所以同学们不能只吃细粮，建议粗粮和细粮搭配食用。

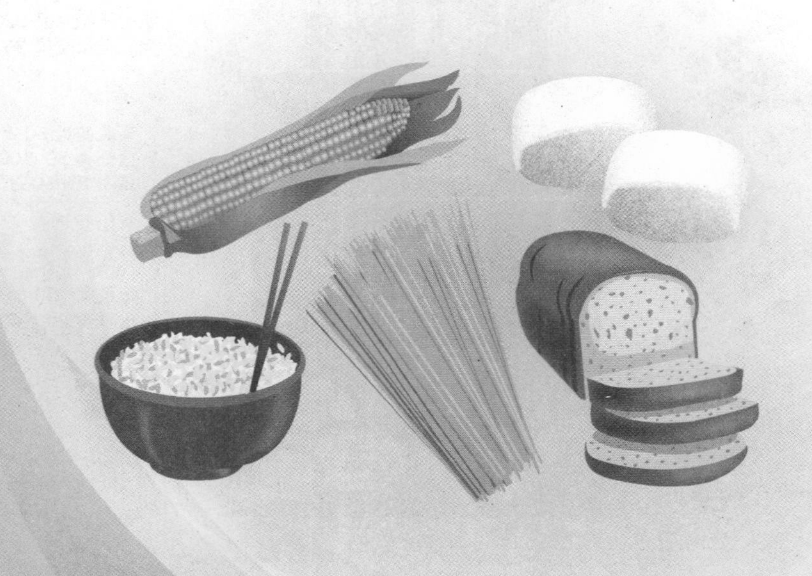

谷物和薯类作为主食，
每天要吃250～400克，相当于2.5～4碗。

小学女生：2.5～3碗
小学男生：2.5～3.5碗
初中女生：3～4碗
初中男生：3.5～4碗

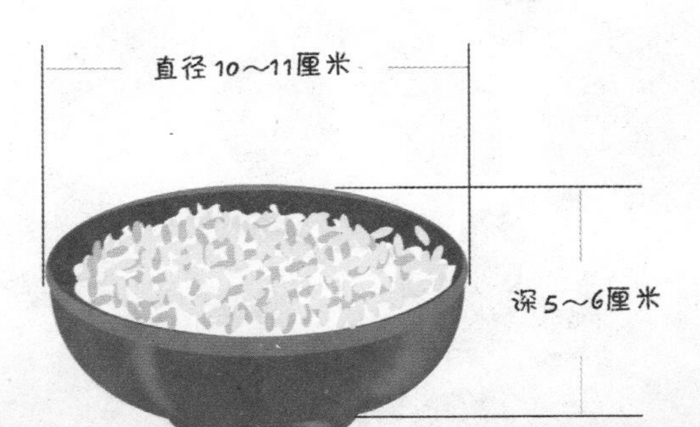

1碗为100克生米
即2两生米煮熟后的份量

（2）蔬菜和水果

蔬菜一般含热量较低，提供人体所需的多种维生素（例如维生素A、维生素C、叶酸）、矿物质、纤维素，以及多种植物性抗氧化剂。

水果也是多种维生素、矿物质、抗氧化剂的丰富来源，同样对健康非常重要。

蔬菜和水果的
营养价值不完全相同，
它们不能互相替代！

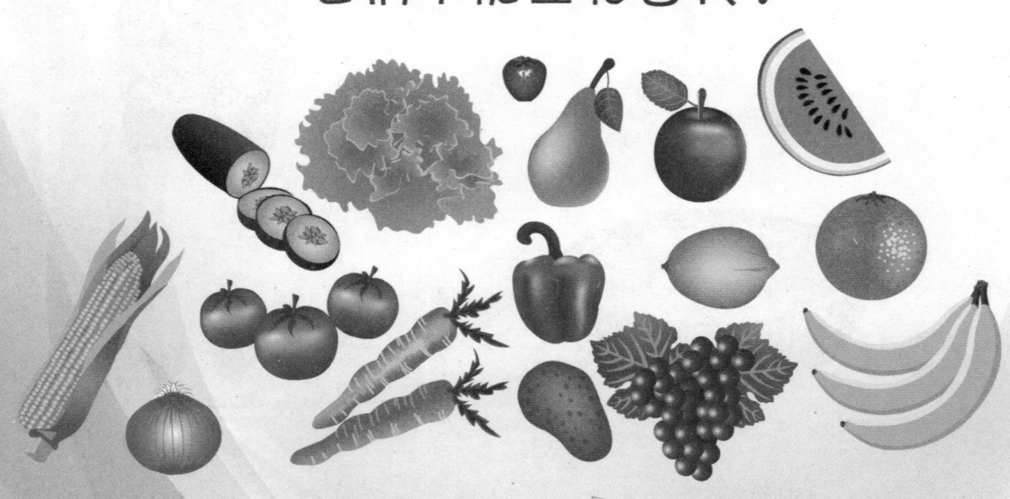

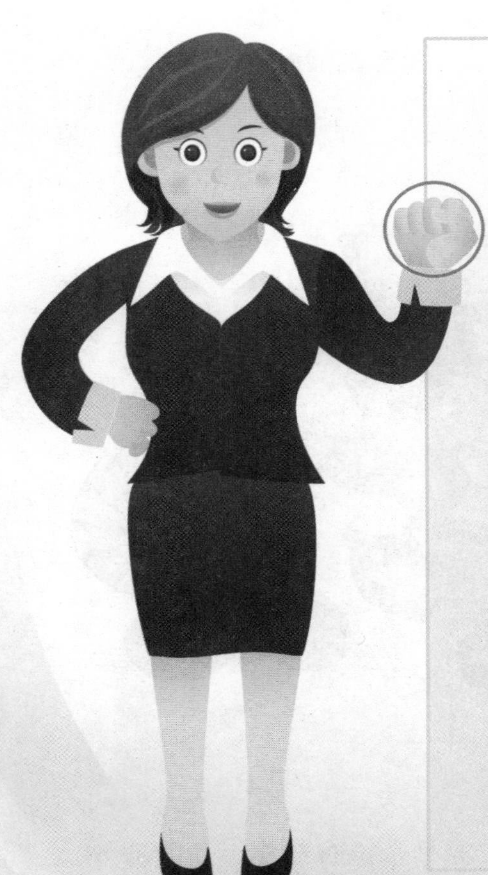

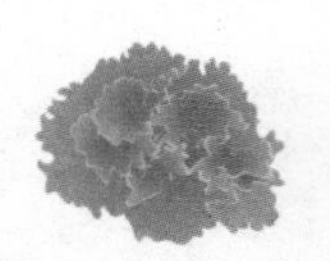 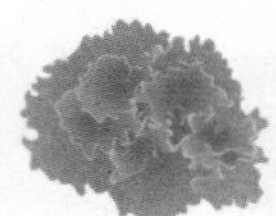 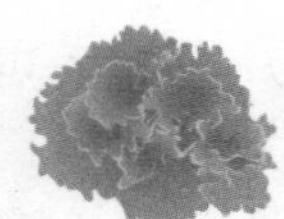

2~3个普通成年人
拳头大小的蔬菜

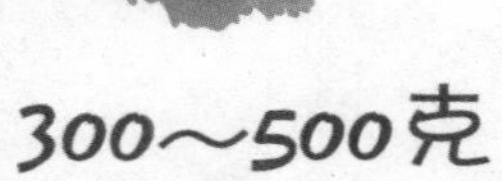

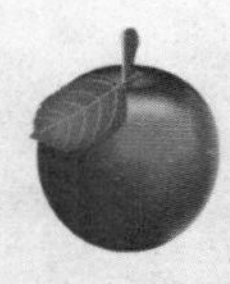 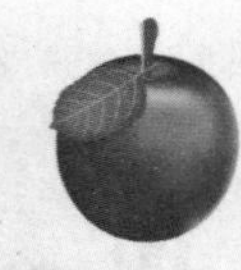 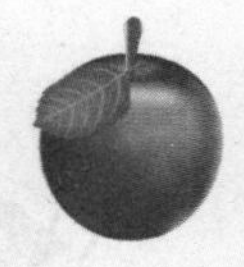

2~3个普通成年人
拳头大小的水果

200~400克

我们每天应该吃**2~3**个普通成年人拳头大小的蔬菜（煮熟的或切碎的生菜叶），相当于**300~500克**。

同时，每天还应该吃**2~3**个普通成年人拳头大小的新鲜水果，相当于**200~400克**。

（3）动物性食物

这类食物指禽肉（鸡、鸭等）、畜肉（猪、牛、羊等）、鱼虾、蛋等，主要提供蛋白质和矿物质（如铁、锌），但是如果摄入过多的动物性脂肪，容易造成胆固醇过高，引起心脑血管病等疾病。

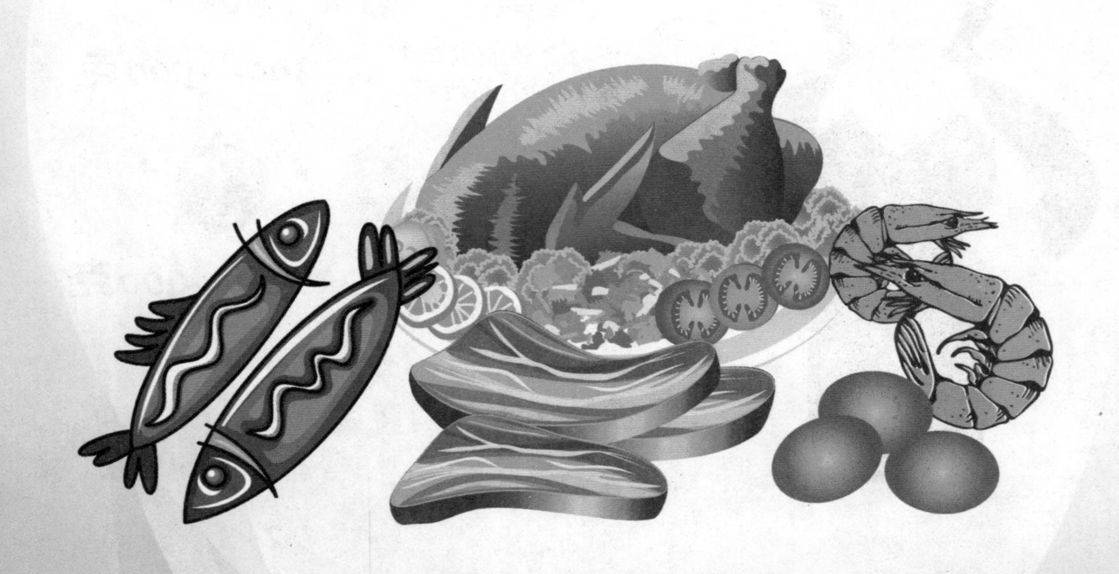

在选用这类食品时，一定要尽量选择精瘦少油的部分，并且每天吃肉不能过量。

每天吃**1份肉**。1份肉**为80~110克**，
相当于1个普通成年人的手掌心
（不包括手指）的大小及厚度。

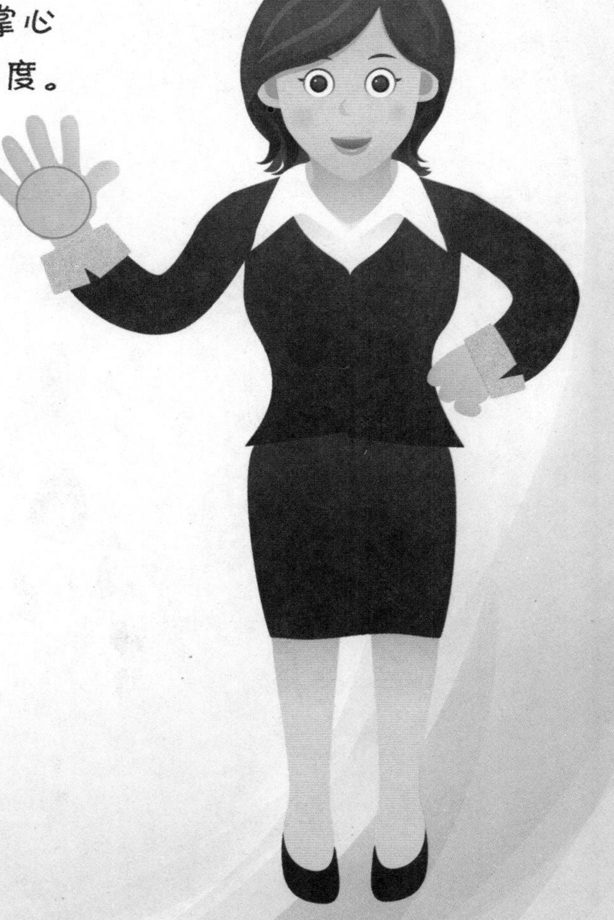

如果你平时的运动量较大
（每天运动1小时或以上），
可适量多吃肉，
但每天不要超过2份。

（4）奶类

有一类食物几乎包含了人体所需要的全部营养素，同学们猜一猜它是什么呢？

没错，它就是奶类！

除不含膳食纤维外，奶类几乎含有人体所需的全部营养素，是儿童和青少年补充营养的极好的天然食品。

蛋白质 含有丰富的优质蛋白质

氨基酸 可提供25种氨基酸

钙 含钙量高

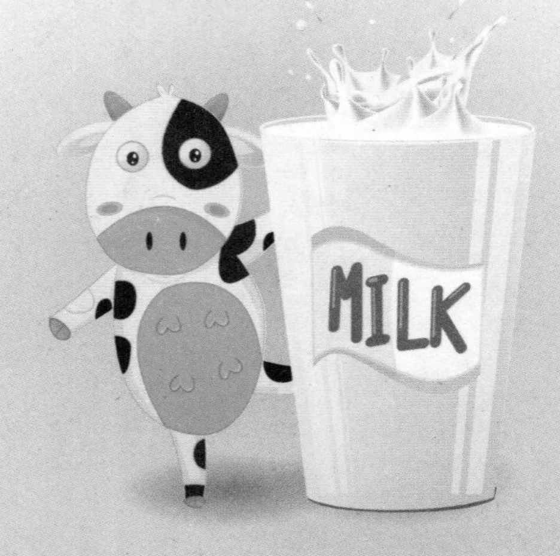

我们要养成每天喝奶的好习惯，才不容易发生缺钙导致的骨折或骨质疏松！

我们每天至少要喝
250毫升（克）的奶，
建议多喝，
而且推荐喝低脂或脱脂奶。

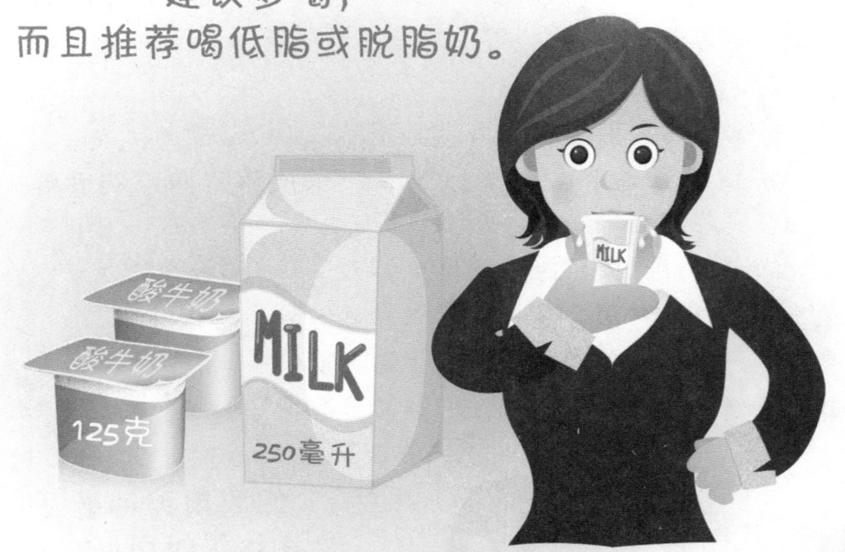

为了达到目标，你每天至少喝1份纯牛奶（250毫升）或者2份酸牛奶（每份125克）。

超市里较常见的有250毫升的纯牛奶，也有125克的酸牛奶，还有其他规格的牛奶或酸牛奶，大家在选购时注意看清楚包装上的净含量！

（5）纯能量食物

纯能量食物包括油脂类（食用油、奶油、沙拉酱）、淀粉、食用糖和酒类。

我们平常吃的猪油、花生油、豆油、菜子油都含有大量的脂肪，吃多了很容易变胖。

要怎样控制油的食用量呢？记住以下几点小贴士哦！

· 尽量不用动物油（如猪油）炒菜，改用植物油，如橄榄油、黄豆油、葵花子油等。

· 炒菜时少放油，使用控油壶是个好办法！

· 少吃油炸食物，蒸、煮、凉拌的方式做菜一样很好吃。

· 鸡皮、肥肉等部位油脂含量相当高，要少吃。

· 少吃蛋糕、饼干类点心，它们通常含有很多油脂。

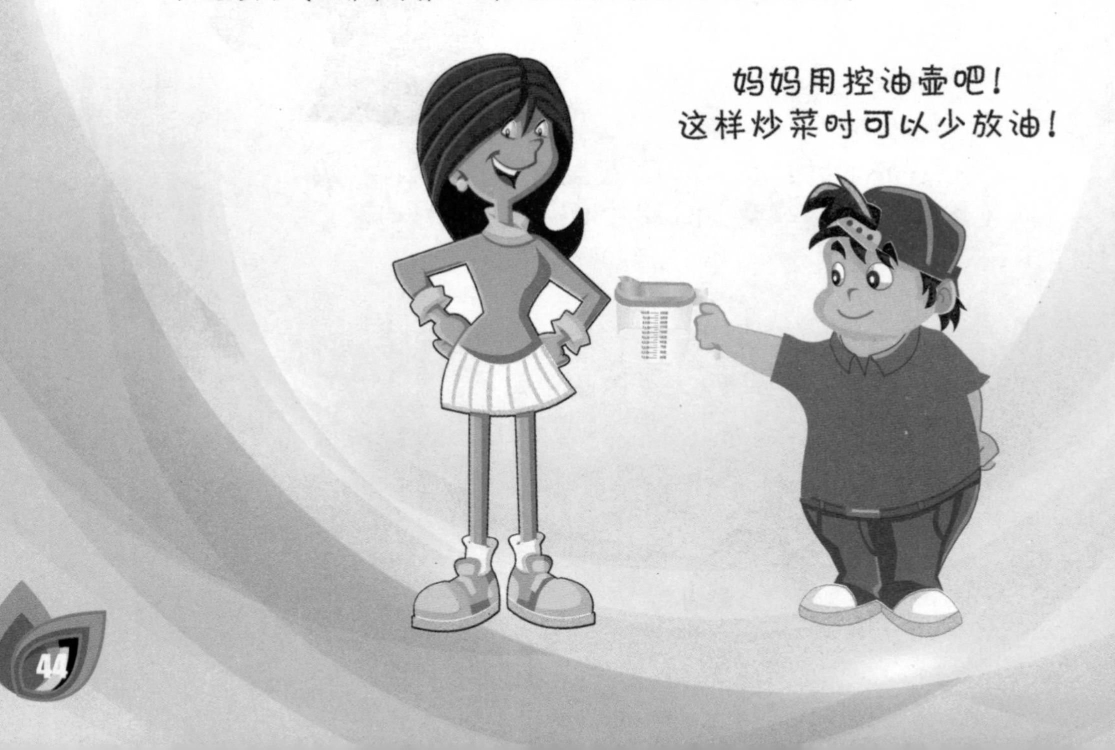

建议每人每天的油脂类
摄入限量为25克。
除了做菜用的油脂之外，
每天额外添加的油脂类食品
原则上是越少越好。

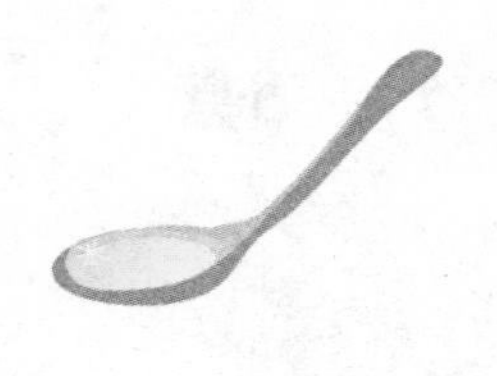

大拇指的指尖部分
相当于一小勺油，约5克。

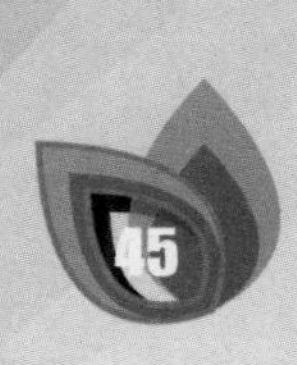

（6）你吃的太咸吗？

人们常说吃盐多容易得高血压，为了健康，我们应该吃得清淡一些，少吃盐。怎样减少吃盐呢？

· 减少吃外卖或餐厅食物，多吃自家做的饭。在餐厅吃饭时多点清淡的菜品。

· 少吃酱油或选用低盐的酱油。

· 少吃酱菜或腌菜。

· 少吃火腿或烟熏类肉、罐装食品。

· 做菜时少放盐。每人一天的盐摄入量大约为 **6克**（约一个啤酒瓶盖的盐）。味精的主要成分是钠，因此应该与盐同等看待。

高盐食物要少吃

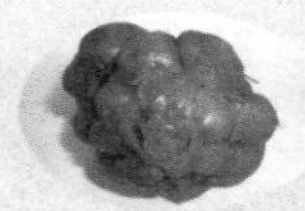
榨菜

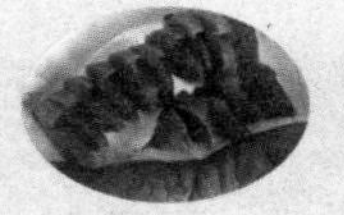
酱萝卜

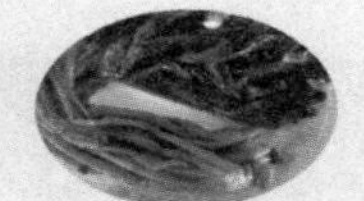
腌菜

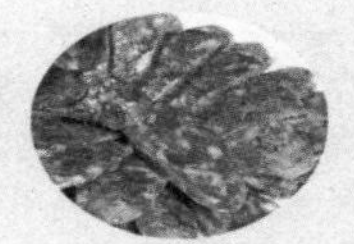
香肠

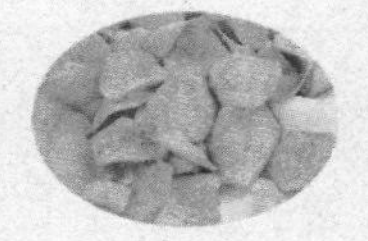
薯片

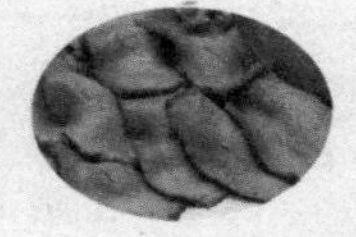
酱肉

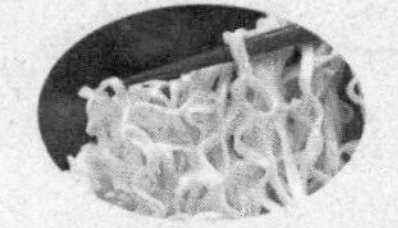
方便面

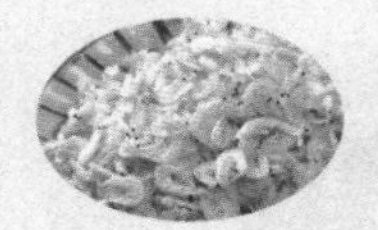
虾米

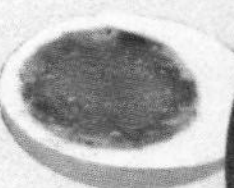
咸鸭蛋

2. 健康的饮食行为

(1) 巧吃零食

班级辩论赛——是否应该吃零食？
其实豆豆和帅帅说的都是对的！吃零食有好处也有坏处，我们要适时、适量、正确选择零食！
零食可以提供能量和营养，补充正餐的不足，而且味道非常好。
零食的营养成分少，常吃零食会影响吃正餐，导致营养不良。有些零食含有很高的热量，多吃会导致肥胖，而且街边卖的零食不干净、不卫生。

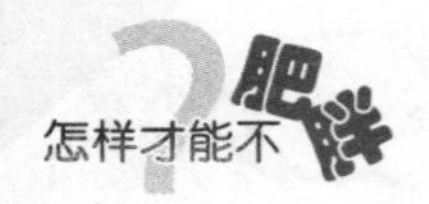

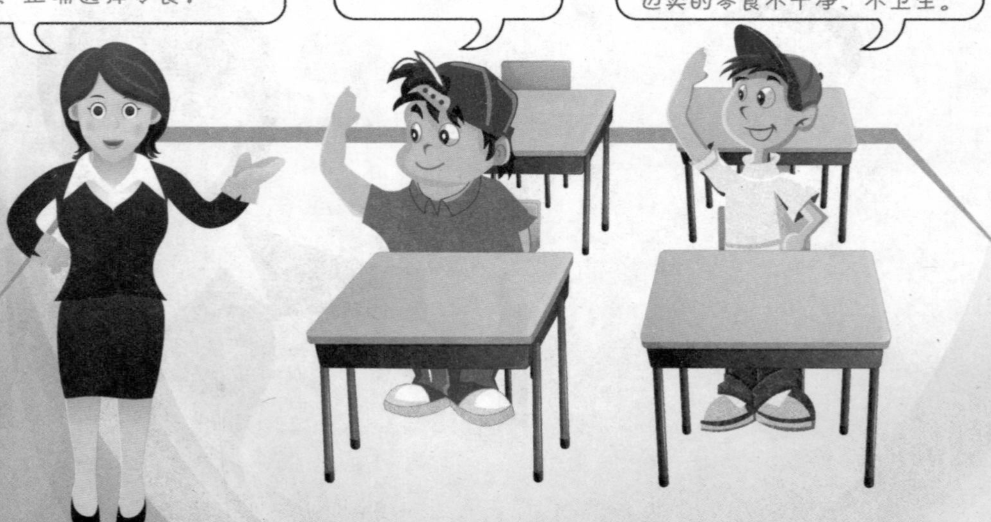

巧吃零食的方法：

①适时

·临睡前不吃零食。

·有规律吃零食（在两餐之间吃，不在临近正餐的时候吃）。

·看电视、玩电脑时不吃零食。

②适量

·控制每次吃零食的量，不能用零食代替正餐。

③正确选择零食

·选择营养价值高的食物，如1小杯牛奶或酸奶、1个水果、1小把坚果、1小杯不加糖的100%鲜果汁。

·尽量不吃的零食包括热量高的食物（巧克力、饼干、糖果、薯片、炸鸡等）和不健康的食物（方便面、腌制食物、烤串等）。

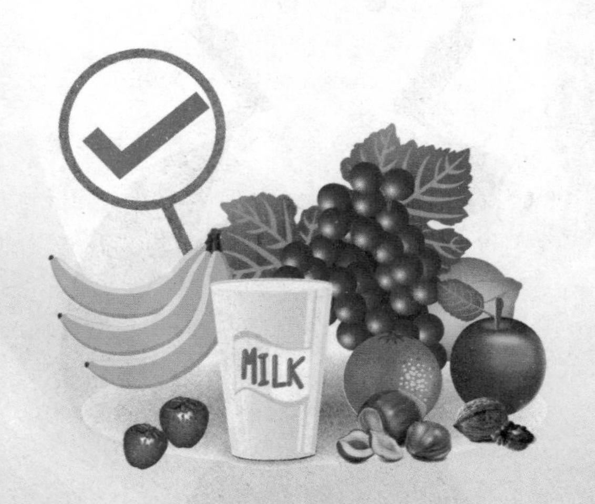

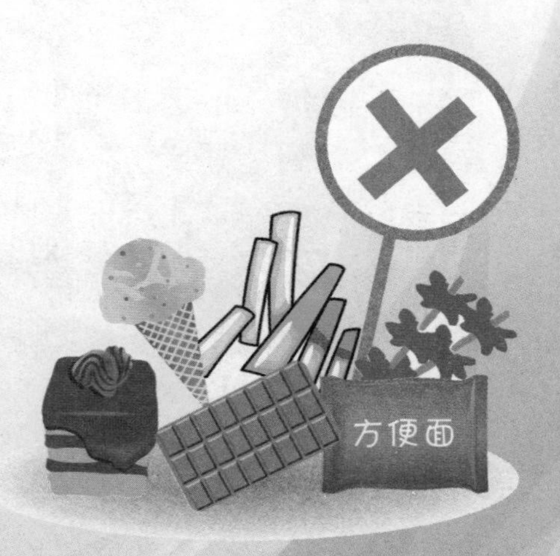

（2）不喝含糖饮料

含糖饮料包括果汁饮料、甜味茶饮、碳酸饮料等。它们是小朋友的“甜蜜敌人”。长期喝含糖饮料坏处很多：

· 变成小胖子；

· 龋齿；

· 容易骨折；

· 身材矮小。

不喝含糖饮料

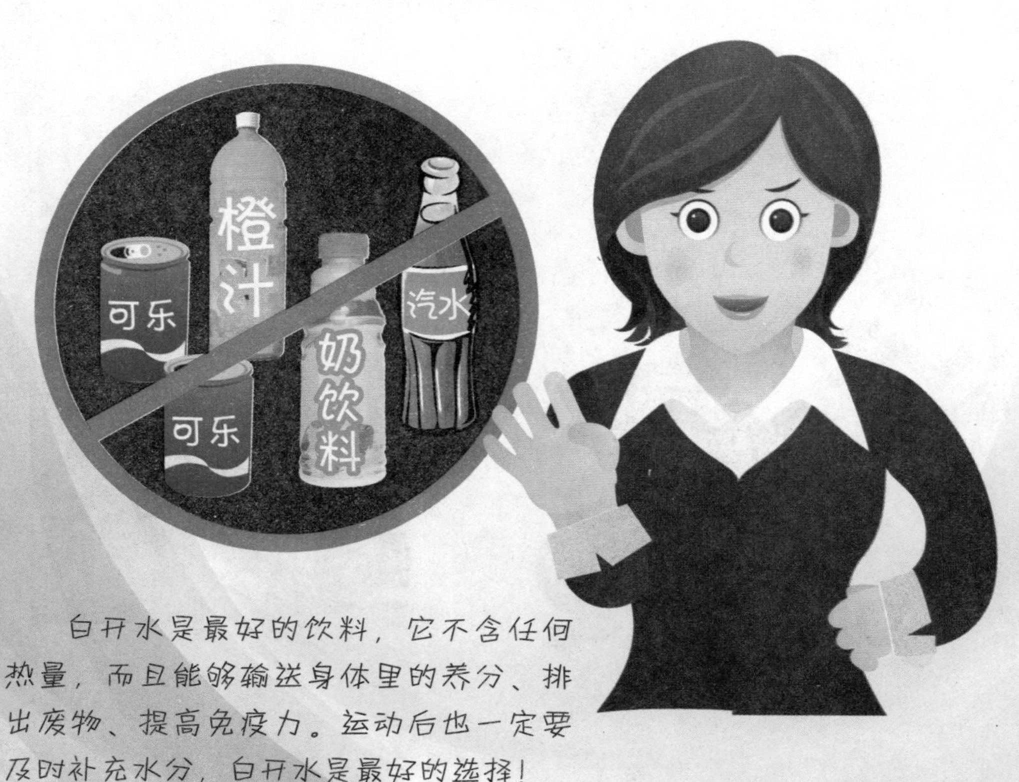

白开水是最好的饮料，它不含任何热量，而且能够输送身体里的养分、排出废物、提高免疫力。运动后也一定要及时补充水分，白开水是最好的选择！

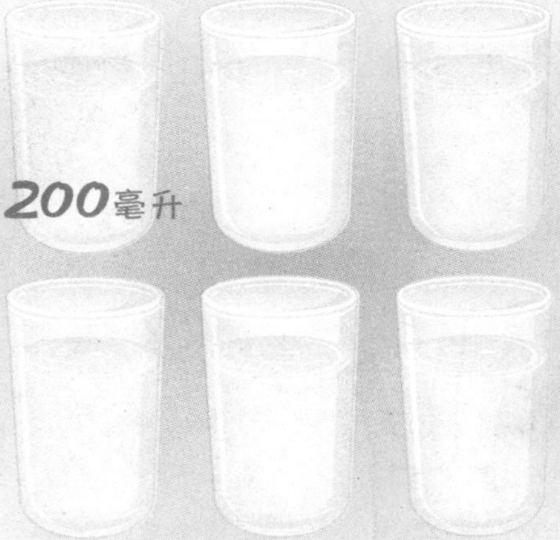

200毫升

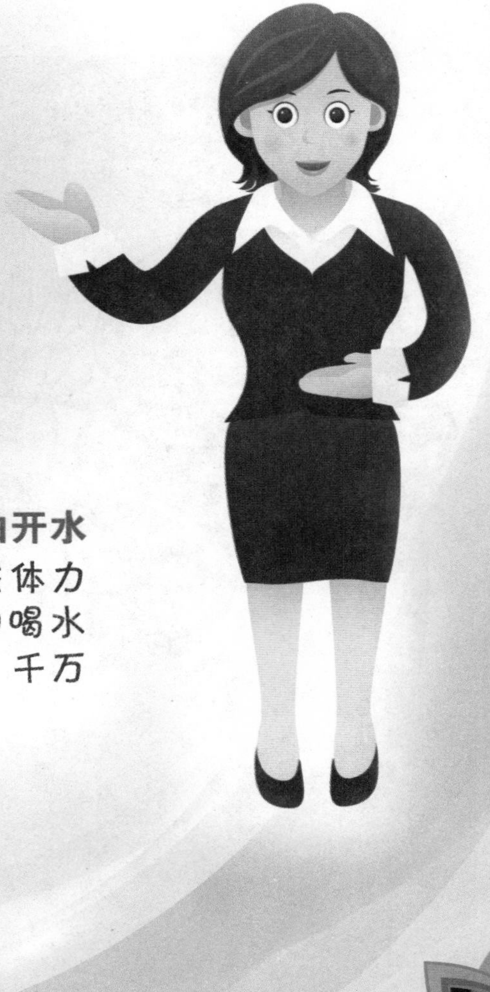

建议**每天至少喝约1200毫升白开水**（**约6杯**）。如果在温度高或体力活动增加的情况下，应增加喝水量。喝水还应该是少量多次，千万不要感到口渴时再喝！

（3）西式快餐要少吃

在豆豆的心目中，西式快餐（如汉堡、薯条、炸鸡等）是开心的代名词，是令人无法抗拒的美味。可是营养学家给快餐起了个绰号——垃圾食品。为什么呢？

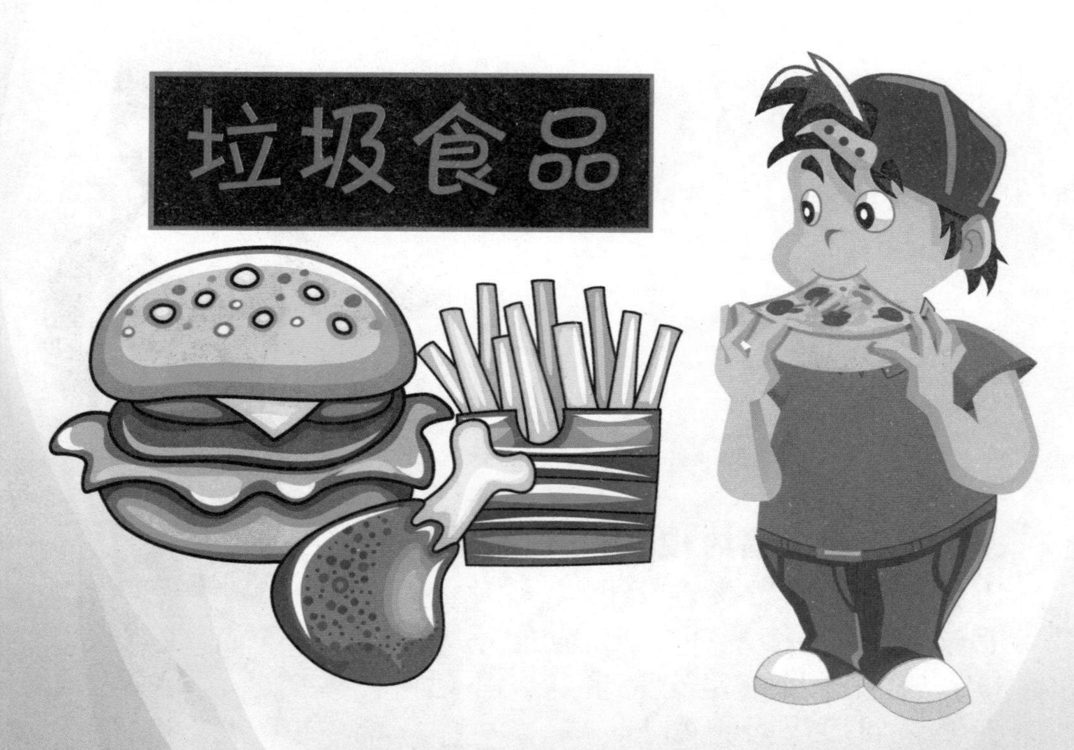

因为西式快餐含营养成分极少，所含热量却非常高！多余的热量在人体中蓄积，变成脂肪，经常吃西式快餐的同学很容易变成小胖墩！相比西式快餐，我国传统的主食、蔬菜、水果、肉类相结合的饮食结构是最科学、健康的。

西式快餐要少吃，
每月不超过1～2次

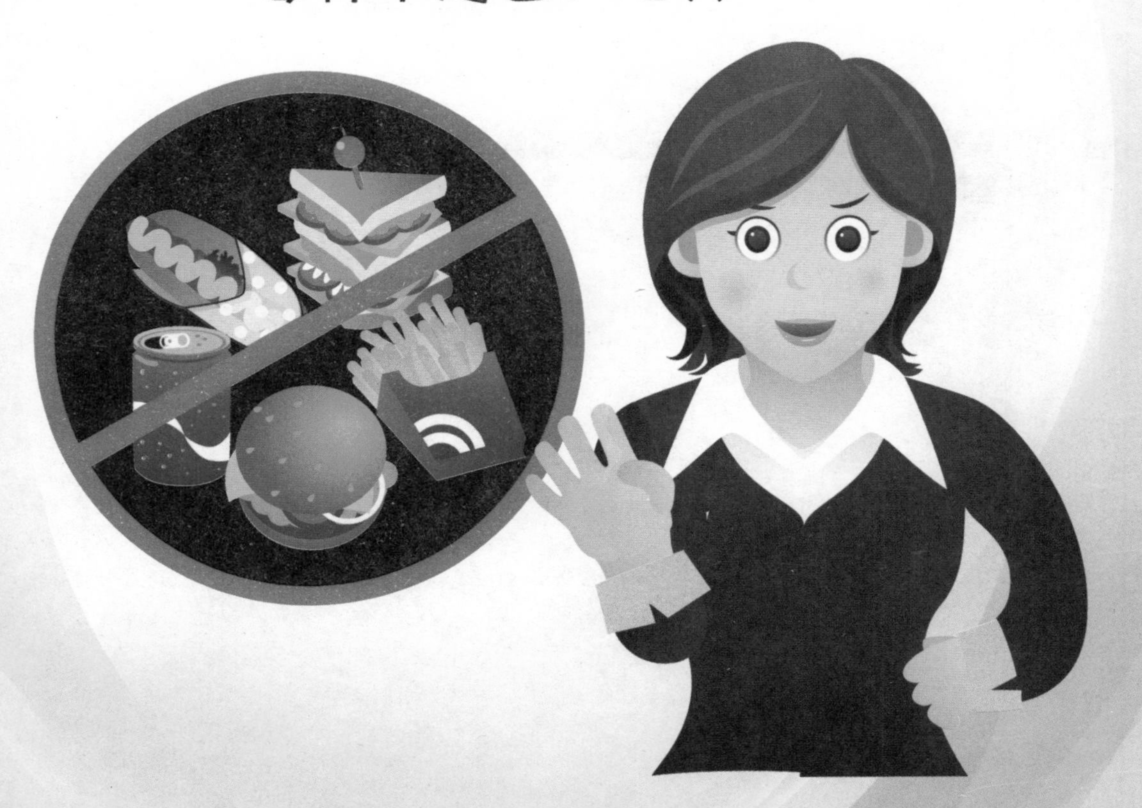

（4）每天吃早餐，并吃好早餐

不吃早餐或吃不好早餐的危害：到第三、四节课就觉得饿；注意力下降，上课打瞌睡；头晕，心慌；抵抗力下降。

为什么不吃早餐容易变胖呢？因为不吃早餐的人上午会非常饥饿，午餐就吃很多，一天中总共摄入的能量比吃早餐的人更多！

吃早餐能够降低饥饿感，防止暴饮暴食。
所以每天都必须吃早餐！

早餐的4类食物

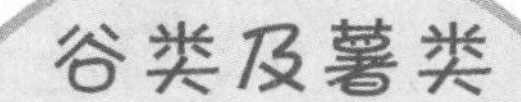

馒头、大/小米粥、面条……

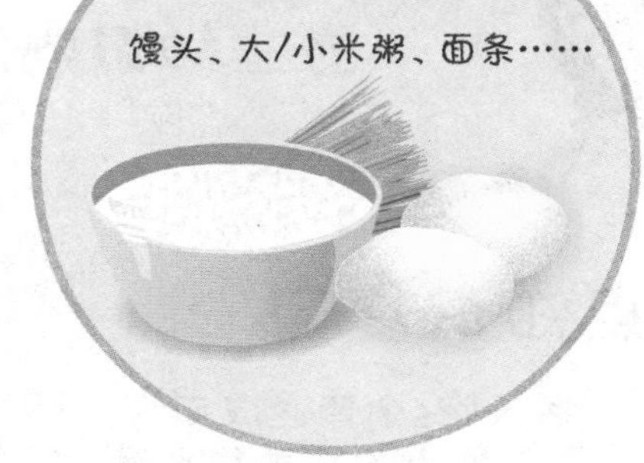

动物性食物

火腿、瘦肉、鸡蛋……

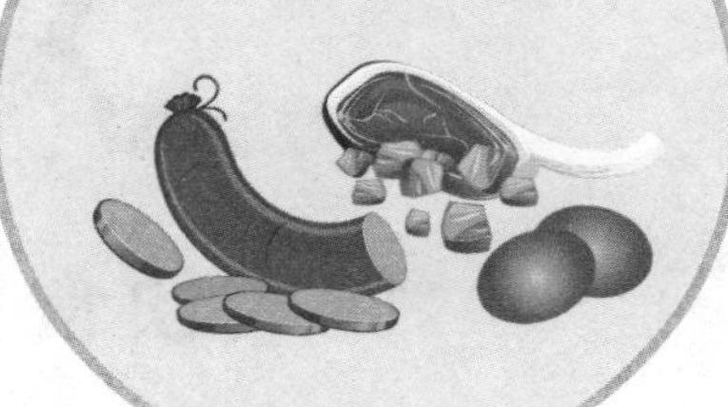

奶和豆类

牛奶、豆浆、豆腐脑……

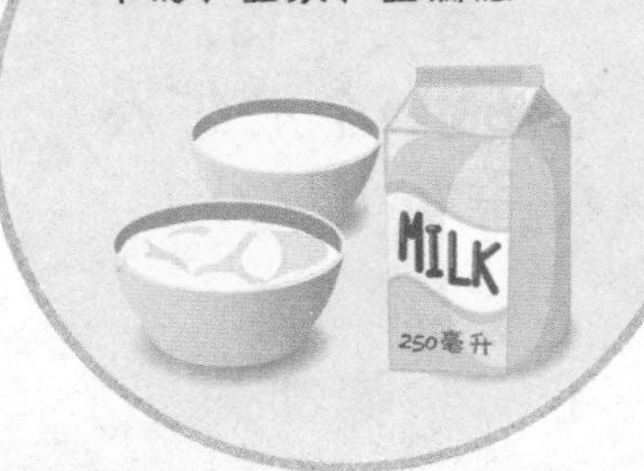

蔬菜和水果

黄瓜、白菜、
西红柿、苹果、橘子……

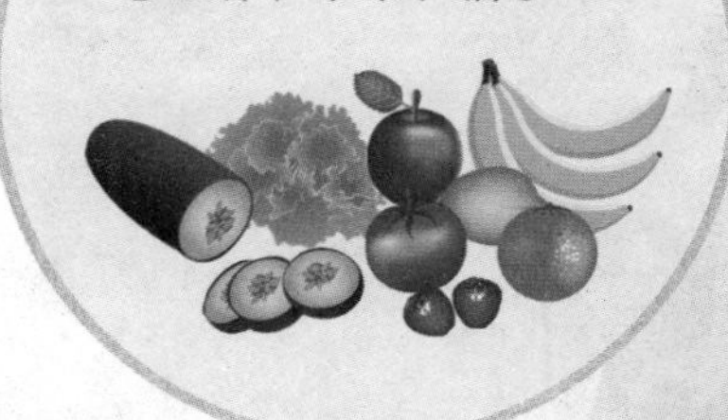

早餐所含食物种类的多少决定了一顿早餐的营养质量：

- 4类食物都有——营养丰富！
- 有其中3类食物——营养一般。
- 只有其中2类或1类食物——营养很差！

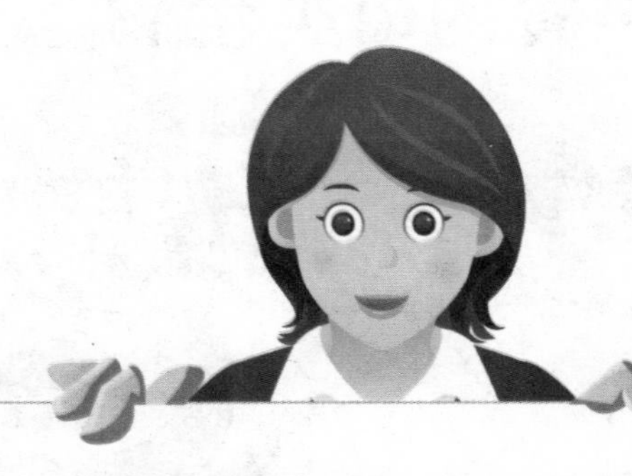

你们还记得这些知识吗？

健康饮食重点知识复习

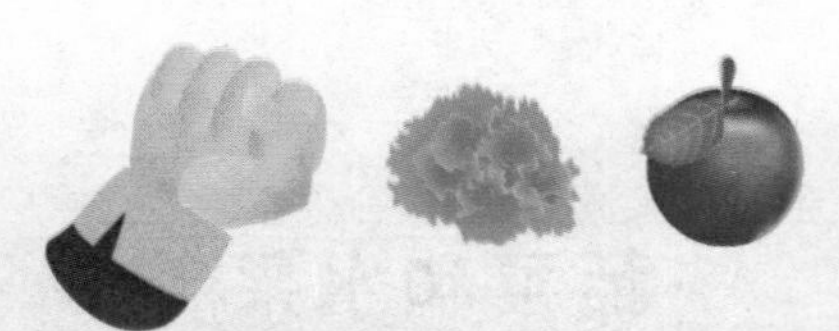

每天吃5个普通成年人拳头大小的蔬菜和水果（包括2~3个拳头大小的蔬菜和2~3个拳头大小的水果）

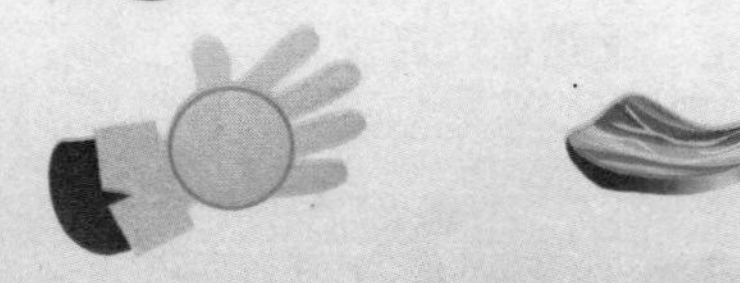

每天吃肉不超过1个成年人手掌心大小

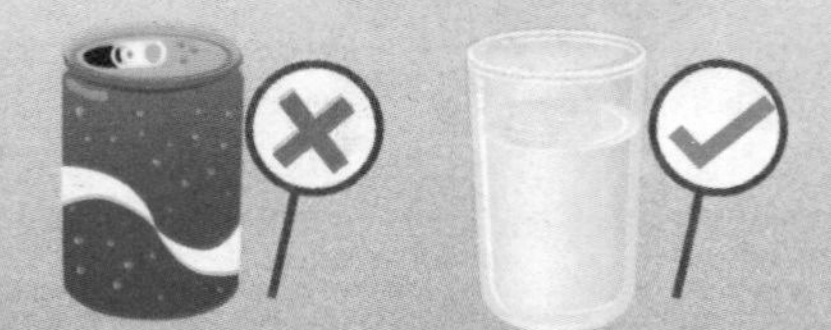

不喝含糖饮料

五、贵在坚持！

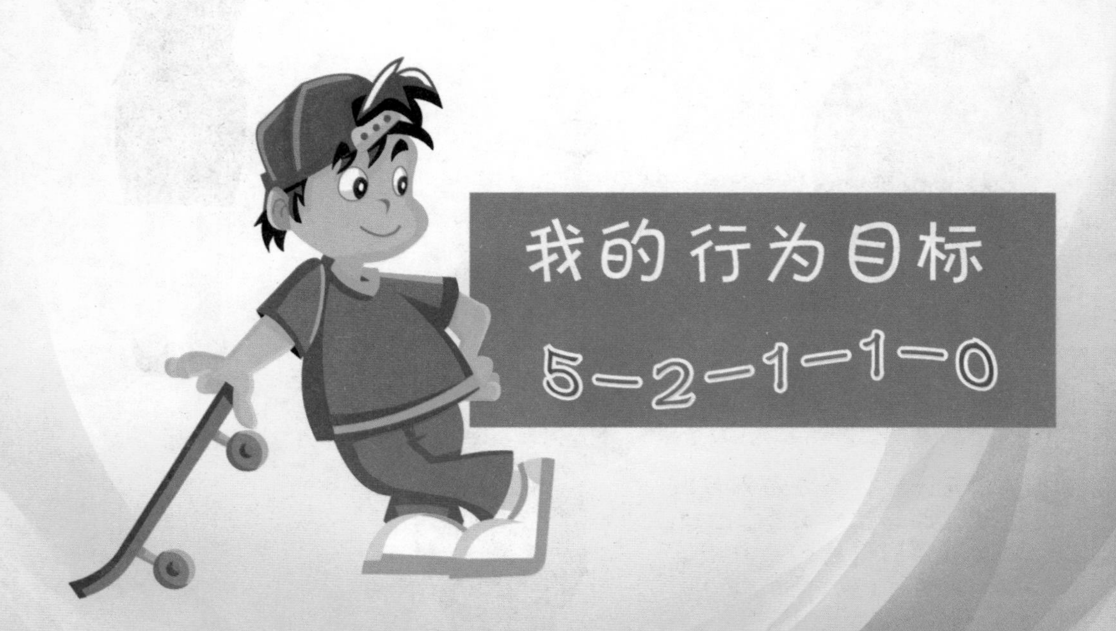

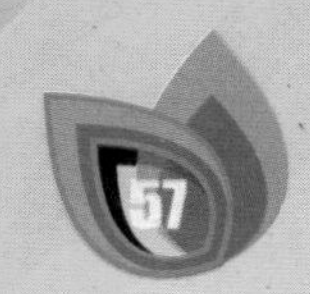

❶减肥已经一星期了，为什么感觉一点效果也没有……

❷体重的减轻不会在短期内有很明显的效果，但是不要沮丧和气馁，长期坚持就一定会有成效！

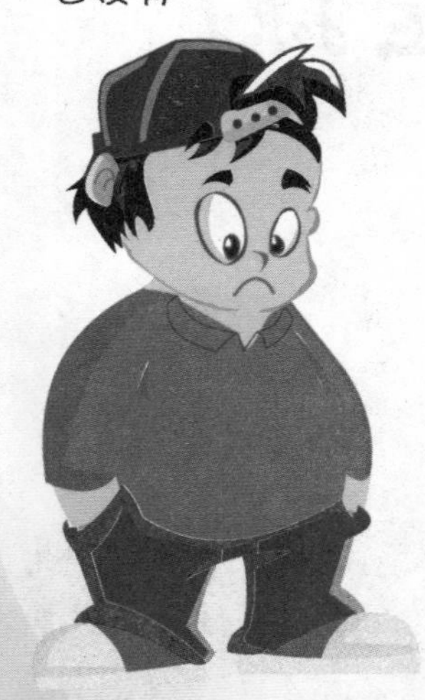

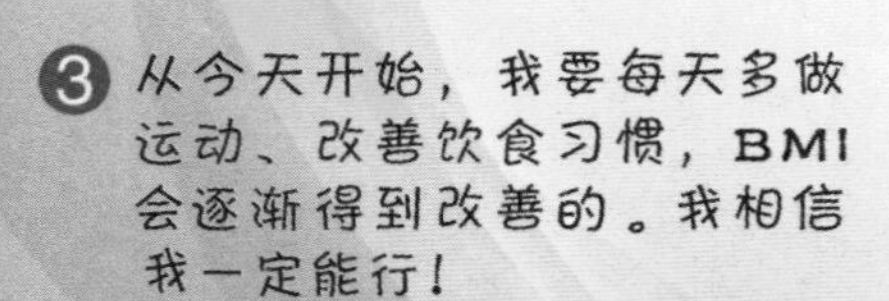

❸从今天开始，我要每天多做运动、改善饮食习惯，BMI会逐渐得到改善的。我相信我一定能行！

豆豆正处于生长发育的关键时期，
为了孩子现在和将来的健康和快乐，
我们应该和孩子一起，
从这一刻开始做出改变！

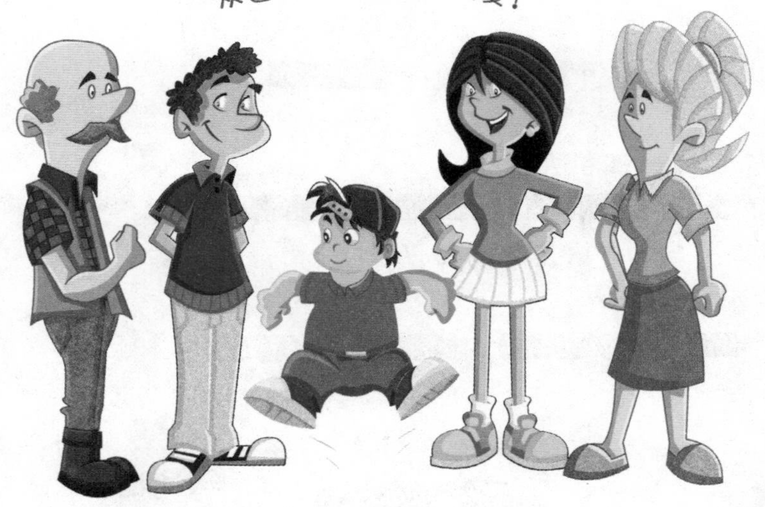

我和其他同学再也不给豆豆起小绰号了，而要鼓励和督促他，让豆豆在轻松愉快的环境中告别肥胖！

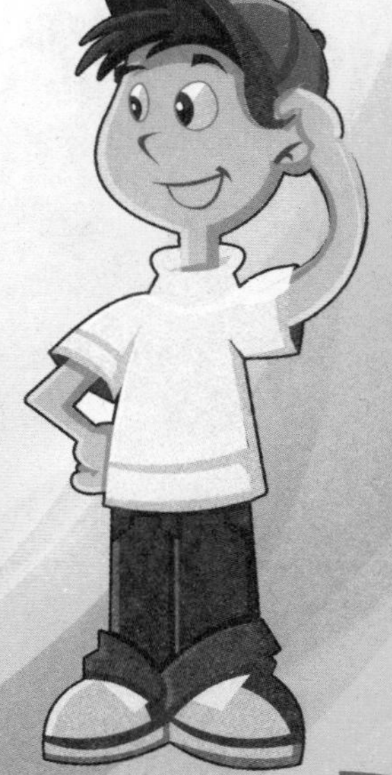

怎样才能不肥胖

1. 制订目标

在本书第9页和第10页“营养状况判定的BMI标准”中，根据年龄查找到的BMI正常范围就是我们的**目标BMI**。

前面讲到过BMI的计算方法：

BMI（公斤/平方米）=体重(公斤)÷身高(米)÷身高(米)

根据这个式子，我们可以用身高和目标BMI来计算目标体重：

体重（公斤）=BMI（公斤/平方米）×身高(米)×身高(米)

我的目标BMI:14.0~18.0(公斤/平方米)
我的目标体重:
14.0 × 1.30 × 1.30=23.7(公斤)
18.0 × 1.30 × 1.30=30.4(公斤)
所以我应该将体重控制在23.7~30.4公斤，
也就是大约47~61斤！

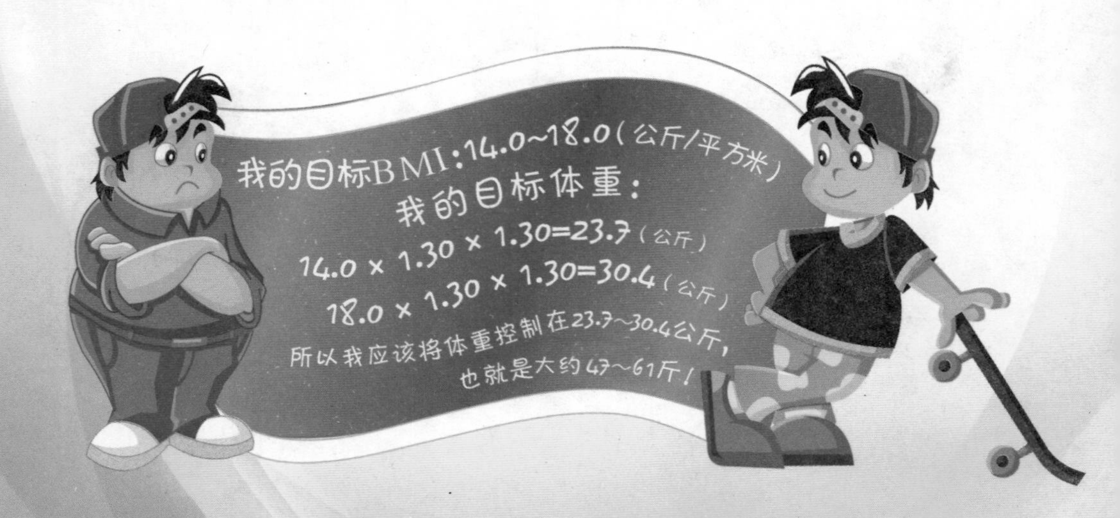

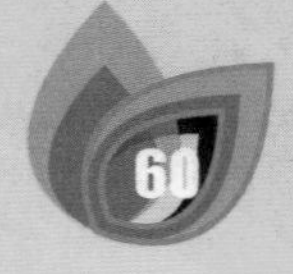

一周行为日记

下面的表是健康教育课老师制定的“5-2-1-1-0”行为目标，让豆豆、帅帅和其他学生每天都尽量做到表上的每一条行为目标，每做到一条，就在表中相应的位置给自己画一个☺，每周数一数自己得了几个☺。这一周豆豆一共得了23个，他真棒！

行为目标	周一	周二	周三	周四	周五	周六	周日
每天吃**5**个普通成年人拳头大小的蔬菜和水果	☺	☺		☺		☺	☺
每天看电视和玩电脑的时间少于**2**小时		☺	☺		☺		
每天进行**1**小时以上中等或高等强度运动	☺		☺	☺		☺	
每天吃肉不超过**1**个成年人手掌心大小	☺		☺	☺			☺
不喝(**0**次)含糖饮料	☺	☺	☺	☺	☺	☺	☺

亲爱的小读者们，在本书的最后有两张附录：“体重控制目标”和“一周行为日记”。你们也要像豆豆那样细心地填写它们，然后比一比，看谁得到的☺更多！

豆豆的减肥开始了，你呢？

附　录

附录1：体重控制目标

目标体重计算公式：体重（公斤）=BMI（公斤/平方米）×身高(米)×身高(米)

体重控制目标

<table>
<tr><th colspan="2">我的目标</th><th></th></tr>
<tr><td rowspan="3">查找目标BMI</td><td>我的性别</td><td></td></tr>
<tr><td>我的年龄</td><td></td></tr>
<tr><td>BMI范围</td><td></td></tr>
<tr><td rowspan="3">计算目标体重</td><td>我的身高</td><td></td></tr>
<tr><td rowspan="2">体重计算</td><td></td></tr>
<tr><td></td></tr>
</table>

所以我要将体重控制或保持在 ______ ～ ______ 范围内。我相信我一定能行！

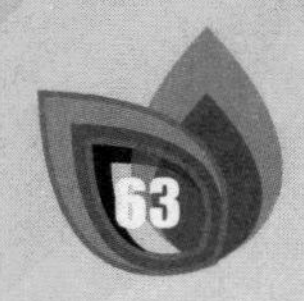

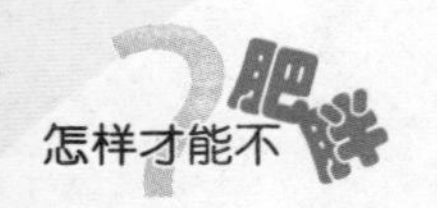

附录2：一周行为日记

一周行为日记

行为目标	周一	周二	周三	周四	周五	周六	周日
每天吃5个普通成年人拳头大小的蔬菜和水果							
每天看电视和玩电脑的时间少于2小时							
每天进行1小时以上中等或高等强度运动							
每天吃肉不超过1个成年人手掌心大小							
不喝(0次)含糖饮料							

本周我一共得到了_______个☺，再接再厉！

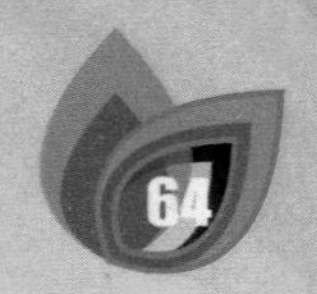

笔 记

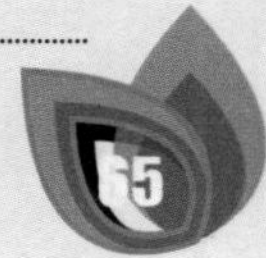

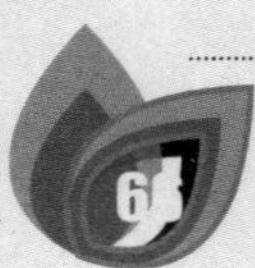